# Fang wieder an zu leben

# Ingo Michael Simon

Ingo Michael Simon studierte Psychologie und Pädagogik und ist Hypnosetherapeut mit Praxistätigkeiten in Südwestdeutschland und in der Schweiz. Mit Hilfe hypnosegestützter Psychotherapie behandelt er vor allem Menschen mit anhaltenden psychischen Leiden. Angststörungen aller Art und psychosomatische Erkrankungen bilden den Schwerpunkt seiner Praxistätigkeit. Zu seinen therapeutischen Angeboten gehören hauptsächlich Hypnoseanwendungen sowie Quantenheilung und die von ihm selbst entwickelte Traumlandtherapie.

## Hinweis zu Wolfgang Zimmer

Ingo Michael Simon hat unter dem Autorenpseudonym Wolfgang Zimmer einige Ratgeber zur Quantenheilung veröffentlicht und ist damit zu einem der meist gelesenen Autoren in diesem Bereich geworden. Da wir zahlreiche Anfragen zur Quantenheilung und zu dem Autor Wolfgang Zimmer in unserem Verlag erhalten, bestätigen wir hiermit, dass es sich bei Wolfgang Zimmer um Ingo Michael Simon handelt.

## Ausbildungskurse

Ingo Michael Simon bietet regelmäßig Ausbildungskurse zu verschiedenen Therapieformen und Themen an. Aktuelle Informationen und Termine finden Sie auf seiner Homepage www.praxissimon.de.

# Fang wieder an

# zu leben

Ingo Michael Simon

# Fang wieder an zu leben

## Trancegeschichten der Traumlandtherapie

© 2012 - I. M. Simon

ISBN: 978-3-943323-05-4
Verlag Ingo Simon, St. Wendel
Herstellung: Books on Demand
Alle Rechte liegen beim Autor.

---

### Wichtiger Hinweis

Die Inhalte dieses Buches beruhen auf den praktischen Erfahrungen des Autors mit Hypnoseanwendungen und Psychotherapie im Zustand der Trance. Obwohl sich der Autor um größtmögliche Sorgfalt bemüht hat, können Fehler oder Missverständnisse in der Darstellung nicht vollkommen ausgeschlossen werden. Die Texte dieses Buches oder Teile davon können in therapeutische Sitzungen eingebaut werden oder zur Unterstützung therapeutischer Prozesse benutzt werden. Das Buch ersetzt auf keinen Fall die sorgfältige Arbeit eines Arztes oder Heilpraktikers, kann also nicht stellvertretend oder ersatzweise für die Behandlung durch einen Therapeuten verstanden werden. Die therapeutische Arbeit mit Menschen sowie die Anwendung der Texte des Buches obliegen ausschließlich der Verantwortung des Therapeuten. Es kann nicht ausgeschlossen werden, dass Teile dieses Buches falsch verstanden werden oder der Einsatz der Texte des Buches eine ungewünschte Reaktion beim Klienten bewirken kann. Eine Mitverantwortung des Autors besteht auch dann nicht, wenn unter Hinweis auf die Ausführungen dieses Buches mit einem Klienten gearbeitet wird.

# Inhaltsverzeichnis

## Musik zur Begleitung von Fantasiereisen
### von Jean Blume und Andrea Wolf

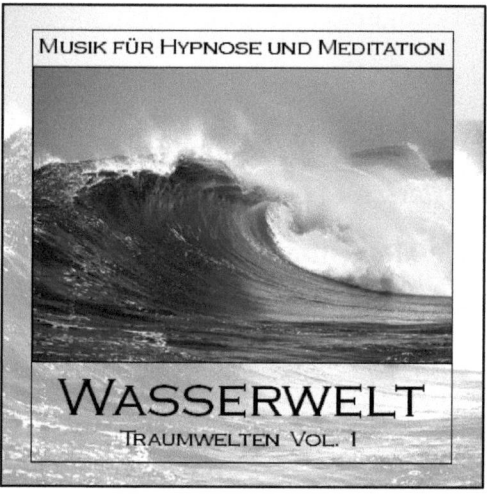

Diese Musik sowie weitere Titel aus der Reihe TRAUMWELTEN benutzt der Autor als Hintergrund für die Trancereisen der Traumlandtherapie. Die Titel sind GEMA-frei und dürfen in Einzel- und Gruppensitzungen angespielt werden. Zum Erstellen individueller Aufnahmen, die für Klienten angefertigt werden, erteilt der Verlag eine kostengünstige Lizenz. Informieren sie sich bitte direkt beim Verlag.

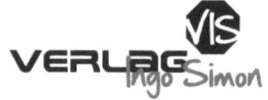

www.verlagis.de
www.gemafrei-hypnosemusik.de

# Vorbemerkungen

## Das Land der Träume

Die Arbeit mit Trancegeschichten ist älter als die Hypnosetherapie. Märchen und Erzählungen haben eine besondere Bedeutung, die in allen Kulturen der Welt weitgehend gleich ist. Sie werden erzählt, um Angst zu vertreiben, um Ruhe zu finden und um den Kindern etwas Lehrreiches mit auf den Weg zu geben. Verpackt in eine Geschichte soll auf Gefahren aufmerksam gemacht werden, sollen Moral und Tugend aufgebaut und gefördert werden und nicht zuletzt sollen böse Geister vertrieben werden. Im Grunde genommen geht es in Märchen immer um etwas Heilsames.

Viele Trancetherapeuten wehren sich sicherlich bei der Behauptung, dass eine Trancereise ein Märchen sei. Das hat wahrscheinlich damit zu tun, dass der Trancereise oder den Trancegeschichten eine therapeutische Absicht anhaftet, was bei den Kindermärchen nicht der Fall ist. Dennoch wirkt das gleiche Prinzip. Unsere Vorstellungskraft wird gefordert. Wir versetzen uns beim Anhören immer in das Märchen oder eben in die Trancegeschichte hinein. Dabei spielt es keine Rolle, ob wir die Geschichte interessant oder albern finden. Wir gehen automatisch in die verschiedenen Figuren und Rollen hinein und machen uns ein Bild davon, was wir wohl selbst tun würden in der einen oder anderen Situation. Märchen beinhalten meistens Elemente, die nicht realistisch sind: Zauberei, Magie oder Wesen, die uns im Alltag nicht begegnen, spielen hier oft eine Rolle. Gleichzeitig ist der Kern der Geschichte doch immer sehr realistisch und gibt Anknüpfungspunkte zu unserem Leben. Die vermittelte Botschaft ist meistens eine Aufforderung, sich gut und ehrbar zu verhalten. Darauf verzichtet Therapie natürlich. Es geht ja nicht darum, einen moralisch guten Menschen zu erziehen, sondern Symptome zu lindern. Es ist jedoch das gleiche Prinzip. Trancegeschichten können Elemente oder Abläufe enthalten, die zauberhaft oder märchenhaft sind. In meinem Buch *Wellen am Horizont* gibt es beispielsweise eine Geschichte, bei der es um einen Freiheitsflug geht. In der Trancegeschichte geht das einfach, indem wir die Arme ausbreiten und fliegen. In der Fantasie ist das kein Problem. Wer hat nicht diese Fantasien, fliegen zu können, zaubern zu können?

Gleichzeitig geht es aber auch um ganz reale Probleme oder im Falle der Behandlung von Krankheiten auch um Symptome. Das Problem des Klienten wird in eine Geschichte verpackt, die ein symbolisches Spiegelbild der Thematik ist. Das wird intuitiv verstanden, so wie wir Metaphern und Vergleiche sehr leicht verstehen. Die von mir entwickelte Traumlandtherapie arbeitet nun mit ganz speziellen Märchen, genau genommen mit einer Märchenwelt, die der Klient selbst mit Leben füllt. Im Unterschied zu vielen anderen Trancegeschichten oder Fantasiereisen gibt es hier keinen vorgezeichneten Handlungsablauf und keine Figuren, denen ich Worte in den Mund lege. Meistens ist der Klient alleine im Land der Träume unterwegs und erkundet seine Emotionen und Bilder seiner Erinnerungen, um neue Wege zu finden. Manchmal trifft er auch Figuren, die in seiner Fantasie von alleine anfangen zu sprechen, ohne dass ich Inhalte oder Worte vorgebe. Die Traumlandreisen sind so aufgebaut, dass verdrängte Gefühle und Ereignisse wiederbelebt werden und auf einer tiefen Gefühlsebene verstanden und verarbeitet werden. Daher kommt die Traumlandreise auch ohne direkte oder verklausulierte Zielsuggestionen aus. Ziele und Wege findet der Klient im Land der Träume selbst. Es handelt sich also weniger um eine tatsächliche Geschichte als um eine Reise durch die eigenen Emotionen. Dabei kann der Zuhörer mehrfach die Perspektive wechseln und seine Probleme von verschiedenen Seiten her betrachten. Im Verlauf der Trancereise kann er außerdem Lösungswege ausprobieren und seine eigene Kreativität und innere Heilkraft wecken. Trancereisen regen immer zum Denken und Fühlen an, können praktisch keinen Schaden anrichten und sind leicht verfügbar. Mit etwas Fantasie können wir uns täglich neue Trancereisen ausdenken und sie unseren Klienten in der Beratung oder in der Therapie anbieten. Wenn sie sich für die Traumlandtherapie interessieren und diese gerne selbst erlernen möchten, besuchen sie mich doch einfach einmal auf der Homepage *www.traumlandtherapie.de* oder informieren sich über Kursangebote zur Traumlandtherapie auf *www.praxissimon.de.*

### Sind Trancereisen immer ungefährlich?

Ich werde häufig auf meine Trancegeschichten angesprochen. In meinen Ausbildungsgruppen und von meinen Klienten höre ich immer wieder, dass die Geschichten sehr berührend sein können. Das gilt natürlich vor allem für das Zuhören. Wer die Geschichten für sich selbst lesen möchte, sollte sie auf Tonband sprechen und dann anhören. Das wirkt besser als das einfache Lesen. Ich werde dann sehr oft gefragt, worauf den zu achten sei beim Formulieren einer Trancegeschichte, um Schäden beim Klienten zu vermeiden. Natürlich gibt es gute und weniger gute Trancereisen. Wenn es gelingt, die Trancegeschichten dieses Buches ein bisschen auf den jeweiligen Klienten anzupassen, werden sie zu ganz individuellen Reisen. Ich fordere alle Kursteilnehmer und natürlich auch alle Leserinnen und Leser dazu auf, gerade das zu tun. Nehmen Sie die Geschichten als Beispiele oder als Grundgerüst und verändern Sie hier und da etwas. Sorgen Sie sich nicht. Sie schaden ihrem Klienten nicht mit einer Geschichte, auch nicht mit einer visualisierten Reise durch seine Emotionen und Gedanken. Doch ich kenne schon das nächste Argument. Was helfen kann, kann auch schaden. Wer hilft, verändert ja etwas. Also kann auch eine negative Veränderung eintreten.

Ich bleibe stur. Trancegeschichten sind keine Tricksuggestionen, die den Klienten manipulieren sollen. Es ist immer hilfreich, die eigenen Stimmungen und Gedanken anzuschauen und damit umzugehen. Natürlich werden Trancereisen nicht einfach nur vorgelesen. Berater, Geistheiler oder Therapeuten sind als Ansprechpartner da, sie greifen die Gefühle und die Äußerungen der Klienten auf und helfen ihnen, diese zum Ausdruck zu bringen. Wir geben unseren Klienten Raum, da zu sein und sich zu öffnen. Ich versichere ihnen, dass das Gegenteil viel dramatischer ist: Schweigen, Ablenken und nicht darüber reden oder nicht einmal an die Probleme denken. Das führt zu einem immer größer werdenden inneren Druck, der die Problematik verschlimmert. Sie finden in diesem Buch auch eine Trancereise, die für Menschen gedacht ist, die einen Suizidversuch überlebt haben, und eine weitere für Menschen, die deutliche Suizidgedanken haben. Ich möchte sie ausdrücklich dazu ermuntern und sie darin bestärken, gerade mit suizidalen Menschen zu reden, ihnen Hilfe anzubieten. Entgegen der weit verbreiteten Alltagsmeinung, dass jemand, der einen Selbsttötungsversuch unternommen hat, besser nicht mehr darauf angesprochen wird und durch Ablenkung und Aufzeigen des Schönen ins Leben zurückgeholt werden sollte, versichere ich ihnen, dass es am wichtigsten ist, darüber zu reden. Niemand wird durch das Sprechen über seine Suizidgedanken oder seinen Suizidversuch in den Tod getrieben. Das Gegenteil ist der Fall. Jedes Sprechen darüber, sofern es frei von Aufforderungen, Anweisungen und Kommandos oder gar Schuldzuweisungen und Moralpredigten ist, hilft beim Überleben und wichtiger noch - beim Weiterleben. Lesen sie die beiden Trancereisen und entscheiden sie selbst, ob sie damit arbeiten wollen.

### Wie können die Geschichten eingesetzt werden?

Jede Geschichte beginnt mit einem kleinen Einleitungsteil, den ich kursiv und in Klammern dem eigentlichen Trancetext vorangestellt habe.

Wenn Sie eine Fantasiereise zur Entspannung vorlesen oder um einen Menschen das betreffende Thema betrachten zu lassen, ohne vorher mit ihm therapeutisch gearbeitet zu haben, sollten Sie diese Einleitung vorlesen. Jeder Tagtraum dieses Buches, auch so kann eine Trancegeschichte genannt werden, dauert ca. zehn bis fünfzehn Minuten, je nach Lesetempo. Ich habe das ganz gezielt so gewählt, damit die Trancereisen auch in therapeutische oder Beratungssitzungen eingebaut werden können. Dort eignen sie sich zum Abschluss oder als integrierter Teil einer Sitzung, die bei den meisten Therapeuten fünfundvierzig bis neunzig Minuten dauert.

Im Text habe ich Lücken gelassen, die ich mit Pünktchen ausgefüllt habe ... ... Diese sollen den Lesefluss verlangsamen. Es ist wichtig, nicht zu schnell zu lesen, um dem Zuhörer und seinem Unterbewusstsein Gelegenheit zu geben, das Gehörte nachzuempfinden und eine bildhafte Vorstellung dazu zu entwickeln. Lassen Sie ruhige Instrumentalmusik im Hintergrund laufen. Das erleichtert die Entspannung und erhöht die Wirkung der Trancegeschichten.

Ich verzichte auf eine theoretische Erklärung der Wirkungsweise von Trancegeschichten und darüber, welche Wörter man benutzen oder lieber weglassen sollte, wenn man solche Geschichten schreibt oder frei formuliert. Probieren Sie die

Tagträumereien einfach einmal aus und versuchen Sie doch einmal nach einiger Zeit, selbst eine Fantasiereise zu schreiben. Sie werden sehen, dass es vor allem auf die liebevolle und zärtliche Grundhaltung beim Formulieren und beim Lesen oder Sprechen ankommt, auf Respekt und ehrliche Akzeptanz. Das ist dann schon mehr als genug, um eine gute und auch therapeutische Wirkung zu erzielen.

Während sich mein Buch *Wellen am Horizont* vor allem mit emotionalen Themen befasst und *Heilsame Fantasien* mit körperlichen Problemen und Erkrankungen, geht es in diesem Buch um Situationen, die zu einem Bruch im Leben geführt haben, zum Verlieren des Lebensmutes oder zum leidvollen Stillstehen, aus dem kein subjektiver Ausweg gefunden werden konnte. Es versteht sich von selbst, dass eine Behandlung durch einen Arzt oder Heilpraktiker nicht durch Trancereisen ersetzt werden kann. Sie können aber helfen, die inneren Kräfte zu mobilisieren, um Veränderungs- oder Heilungsprozesse zu unterstützen. Die Trancegeschichten können also von Therapeuten oder von Lebensberatern benutzt werden und in die Sitzungen mit Klienten eingebaut werden. Natürlich kann auch jeder Laie die Geschichten vorlesen und damit helfen. Lassen sie einfach etwas ruhige Instrumentalmusik laufen und lesen sie etwas langsamer und auch leiser als sie normalerweise sprechen. Probieren sie es aus und sehen Sie selbst, wie einfach das ist. In meiner Praxis nehme ich die frei gesprochenen Trancereisen immer auf, indem ich ein digitales Diktiergerät mitlaufen lasse und meinen Klienten dann eine Audio-CD brenne, die sie direkt mitnehmen können. So können sie die Trancereise immer wieder anhören und immer neue Facetten ihrer Probleme betrachten, verschiedene Lösungsideen entwerfen und schließlich neue Wege beschreiten. Beachten sie bitte bei Tonaufnahmen die Lizenzierung der benutzten Musik. Das ist urheberrechtlich vorgeschrieben und es gebietet die Fairness dem Komponisten gegenüber. Auf Seite 6 des Buches finden sie eine Bestellmöglichkeit für lizenzierte Musik, die auch ich für die Traumlandtherapie benutze.

*Und nun wünsche ich Ihnen viel Spaß mit den Fantasiereisen und angenehme Tagträume!*

# Im Wald der Gedanken

## Aufarbeitung einer schweren Erkrankung während der Rehabilitationsphase

*[Du weißt, wie das ist, von einer schweren Krankheit gezeichnet zu sein. Du kennst das Gefühl, nicht nur Kraft zu verlieren, sondern oft auch den Mut und die Zuversicht. Dann hast du trotzdem immer wieder den Ansatzpunkt gefunden, um weiter zu machen, Schmerzen und Einschränkungen zu ertragen, Therapien durchzustehen und Misserfolge zu verarbeiten. Vielleicht hast du dich oft gefragt, woher du die Kraft dafür noch nehmen sollst. Nun ist es an der Zeit, einmal ohne weitere Kraftanstrengung etwas für dich zu tun.]*

Atme tief ein und aus und entspanne deine Muskeln ... ... Dein Körper kommt zur Ruhe, so als wolltest du einschlafen, um einen schönen Traum zu träumen ... ... tief in deiner Fantasie ... ... Du stellst dich auf eine innere Reise ein ... ... eine Reise in ein weit entferntes Land, das gleichzeitig ganz nah ist ... ... das Land deiner Träume ... ... Fühle den Rhythmus deiner Atmung und folge ihm ... ... Mit dem Wind deines Atems verlässt du deine Gedanken und gehst in das Land der Träume ... ...

... ... Du stehst auf einem breiten Weg und gehst auf einen Wald zu ... ... Von weitem siehst du schon die hohen und alten Bäume dieses Waldes und zwischen ihnen stehen kleinere und jüngere Bäume ... ... sogar ganz kleine, die gerade erst geboren wurden ... ... Es ist der Wald deiner Gedanken ... ... und du gehst gemütlich darauf zu ... ... in deiner Geschwindigkeit ... ... in deinem Tempo ... ... näherst du dich dem Wald deiner Gedanken ... ... tief in deiner Fantasie ... ... im Land deiner Träume ... ...

... ... Das Nachdenken kennst du gut ... ... das Grübeln und Überlegen ... ... So oft hast du über all das, was du erlebt hast, nachgedacht ... ... versucht, einen Sinn darin zu erkennen ... ... und immer wieder hast du gefragt „Warum?" ... ... versucht, einen Grund zu finden ... ... So schwer wurdest du von deiner Krankheit getroffen ... ... musstest all das durchleiden ... ... Sicher hast du Schmerzen gehabt ... ... vielleicht körperlich und vielleicht auch innerlich, in deinem Gefühl ... ... Vielleicht war es auch der Schmerz der Seele, der am meisten weh getan hat ... ...

... ... Du kommst dem Wald immer näher und machst dir klar, dass deine Gedanken manchmal tatsächlich wie ein undurchdringlicher Wald sind ... ... dass du oftmals keine Antwort in deinen Gedanken finden konntest ... ... auch wenn du immer wieder die gleichen Fragen gestellt hast … … Dann kam es dir möglicherweise oft so vor, als könntest du vor lauter Bäumen den Wald nicht mehr sehen … … keinen klaren Gedanken fassen … … und vor allem, keinen Gedanken zur Zukunft formulieren … … nicht sagen, wie es weiter gehen kann … …

… … Im Land der Träume ist alles anders … … Was neu ist, ist alt … … was gestern noch galt … … zählt vielleicht heute oder morgen nicht mehr … … Im Land der Träume kannst du viel mehr finden als in deinem Alltag … … Hier kannst du den Wald und die Bäume sehen … … und noch viel mehr … … Hier kannst du einen klaren Gedanken finden … … und Antworten … …

… … Voller Vertrauen gehst du immer weiter auf den Wald zu … … und du bemerkst plötzlich, dass du bereits mitten drin stehst … … Immer noch folgst du dem breiten Weg und stellst dir die Frage „Warum?" … … Immer noch suchst du die Antwort darauf … … Vielleicht hast du manchmal geglaubt, dass die Krankheit einen besonderen Grund hätte … … und insgeheim hast du sie als Strafe gedeutet … … Doch heute findest du die wirkliche Antwort auf die richtige Frage … … Heute stellst du sie vielleicht zum ersten Mal … … im Wald deiner Gedanken … …

… … Hier im Land der Träume, im Wald der Gedanken kannst du alle deine Gedanken finden … … Jeder einzelne deiner Gedanken ist hier für dich gespeichert ... ... Jeder Gedanke, den du einst gedacht hast ... ... jeder Gedanke, den du irgendwann einmal denken wirst ... ... und jeder Gedanke, den du jetzt, in genau diesem Augenblick haben könntest ... ... Sie sind alle hier und warten auf dich ... ...

... ... Dann schaust du zu Boden und siehst, wie ausgetreten der breite Weg bereits ist, auf dem du wanderst ... ... ausgetreten, als wärst du tausend mal denselben Weg gegangen ... ... Also beschließt du, heute einen neuen Weg einzuschlagen, und das ist ganz einfach ... ... Du gehst einfach runter von deinem Weg und gehst mitten zwischen den Bäumen hindurch ... ... kreuz und quer ... ... hin und her im Wald der Gedanken ... .... und überall liegen große Steine zwischen den Bäumen, die aussehen wie Gedenktafeln ... ... Genau das sind sie auch ... ... Steintafeln, die deine Gedanken tragen ... ... Auf einigen Tafeln steht ein Wort ... ... manchmal auch ein ganzer Satz ... ... vielleicht auch nur ein Bild und einige tragen vielleicht sogar Symbole ... ... Doch nirgendwo steht „Warum?" ... ...

... ... Heute stellst du eine andere Frage ... ... denn die Frage „Warum" ist ein Blick in die Vergangenheit und kann dir nicht helfen ... ... Der Grund, den du suchst, existiert nicht ... ... Du bist nicht bestraft worden ... ... Vielleicht gibt es gar keine Antwort ... ... vielleicht gibt es kein „Warum" ... ... Doch es gibt eine Frage, die du hier stellen kannst, im Wald deiner Gedanken ... ... Du kannst fragen „Wozu?" ... ... Vielleicht dachtest du, das wäre kein Unterschied ... ...

... ... Du hast gefragt „Warum musste das mir passieren?" ... ... Nun fragst du „Wozu kann ich meine Erfahrung mit der Krankheit heute nutzen?" ... ... Dein Leiden wird damit nicht ausgelöscht und nicht vergessen ... ... Doch kannst du mit der Antwort einen Sinn für die Zukunft finden ... ... Du näherst dich einer besonders großen Gedenktafel im Wald deiner Gedanken ... ... Es ist der größte und schönste Stein ... ... Er trägt die Antwort auf die Frage, wozu du all das nutzen kannst, wie du etwas Gutes für dich daraus machen kannst ... ... mit allen Einschränkungen, die dir vielleicht geblieben sind, im Körperlichen oder Seelischen ... ... Es kann Gutes aus deiner Erfahrung entstehen ... ... Du gehst immer näher an den Stein heran ... ... Ein goldener Lichtstrahl fällt durch die Baumkronen und leuchtet ihn aus ... ... Du kannst die Antwort erkennen ... ... Du kannst sie jetzt lesen ... ... ein Wort oder ein Satz ... ... ein Zeichen ... ... Du fragst noch einmal, wozu du all das nutzen kannst und siehst jetzt die Antwort ganz deutlich ... ... Du liest sie einfach ab ... ... Was auch immer dort steht ... ... Es zeigt dir die Antwort auf deine Frage ... ... Falls du sie noch nicht verstehst oder nicht richtig erkennen oder glauben kannst ... ... sei unbesorgt ... ... Lege einfach deine Hände auf den Stein und lass die Antwort ganz tief in dich hinein fließen ... ... tief in dein Körpergefühl, so kann sie in den nächsten Tagen noch klarer werden ... ...

... ... Du schließt die Augen und nimmst deinen Körper ganz deutlich und bewusst wahr ... ... Du denkst darüber nach, dass das Land der Träume tief in dir drin ist. Dort war es schon immer. Ich erzähle dir nur davon ... ...

*[Gönne dir noch einen Augenblick der Ruhe und verweile in deinem Gefühl. Lass die Bilder und Gedanken einfach da sein und schenke dir selbst Achtsamkeit und Zuneigung. Lass deine Atmung bewusst werden. Mit dem Wind deines Atems kommst du zurück in deinen Körper. Werde dir deines Körpers bewusst und schenke ihm Achtsamkeit. Nimm Kontakt auf zu der Unterlage, auf der du liegst, und stell dich darauf ein, mit dem Gefühl der Nähe zu dir selbst wach zu werden. Dein Körper wird wieder aktiv und du wirst nun wieder wach. Du öffnest die Augen und bist wach!]*

# Ich bin zurück

## Aufarbeitung einer Abhängigkeitserkrankung während der Rehabilitationsphase

*[Du weißt, wie das ist, von der Sucht beherrscht zu werden. Anfangs hast du geglaubt, alles im Griff zu haben, zu wissen, wann und wie viel du trinken kannst. Und jederzeit, so dachtest du, hättest du damit aufhören können. Irgendwann hast du es selbst nicht mehr geglaubt und tief in dir drin gewusst, dass du längst die Kontrolle verloren hattest. Zugegeben hast du es aber nicht. Doch dann hat sich etwas geändert. Du hast der Sucht den Kampf angesagt und bist bereits weit gekommen. Nun willst du für immer damit aufhören.]*

Atme tief ein und aus und entspanne deine Muskeln ... ... Dein Körper kommt zur Ruhe, so als wolltest du einschlafen, um einen schönen Traum zu träumen ... ... tief in deiner Fantasie ... ... Du stellst dich auf eine innere Reise ein ... ... eine Reise in ein weit entferntes Land, das gleichzeitig ganz nah ist ... ... das Land deiner Träume ... ... Fühle den Rhythmus deiner Atmung und folge ihm ... ... Mit dem Wind deines Atems verlässt du deine Gedanken und gehst in das Land der Träume ... ...

... ... Nur im Land der Träume können diese auch wahr werden ... ... und dann in deinen Alltag treten ... ... Du hast eine Mission ... ... Du hast eine Aufgabe ... ... Du bist hier, um wieder Kontrolle zu übernehmen ... ... Kontrolle über die Sucht ... ... Kontrolle über dein Leben ... ... Kontrolle über dich selbst ... ... Du hast es dir fest vorgenommen, und heute soll es geschehen ... ... Heute kannst du schon einen riesigen Schritt der Befreiung gehen ... ...

... ... Du stehst am Ufer eines riesigen Sees ... ... so groß, dass du das gegenüberliegende Ufer nicht sehen kannst ... ... Doch du weißt, dass es da ist ... ... Nebel liegt auf dem Wasser und steigt langsam auf ... ... Es wird klarer mit jeder Minute ... ... Du atmest tief ein und aus ... ... Mit jedem Atemzug kommen Kraft und Stärke in deinen Körper ... ... und Mut ... ... Heute willst du die Kontrolle zurück erobern ... ...

... ... Du findest am Ufer ein Boot ... ... Du steigst ein und fängst an zu rudern ... ... kraftvoll und gleichmäßig ... ... In deiner Geschwindigkeit ... ... in deinem Tempo ruderst du über den See ... ... Du denkst über die vergangene Zeit nach ... ... Du erinnerst dich daran, wie hilflos und schwach du dich oft gefühlt hast ... ... wie du zur Flasche gegriffen hast, um die innere Leere aufzufüllen ... ... um zu vergessen ... ... um dich zu betäuben ... ... immer in der Hoffnung, dass irgendwann alles anders wird ... ... Das du irgendwie da raus kommst ... ... So viel hast du schon über die Sucht nachgedacht ... ... darüber wie alles angefangen hat ... ... wie viel kaputt gegangen ist mit der Sucht ... ... was du auch tust und wohin du auch gehst ... ... ein Schatten der Sucht begleitet dich auf jedem Schritt ... ... vielleicht ist er oft lästig ... ... möglicherweise wünschst du dir manchmal, er sollte weg gehen ... ... Vielleicht kannst du den Schatten auch als hilfreich oder wichtig ansehen ... ... als Mahnmal ... ... als Erinnerung und Aufforderung, nun alles anders zu machen ... ... nun wieder selbst das Heft in die Hand zu nehmen ... ... selbst zu entschieden, was sein soll ... ...

... ... Du schaust dich um und kannst das Ufer erkennen, dem du dich langsam näherst ... ... Du hast die andere Seite des Sees erreicht ... ... Du weißt noch nicht, was du dort finden wirst, doch du weißt, dass du dort hin musst ... ... getrieben von dem Wunsch nach Freiheit und Selbstbestimmtheit ... ... Du bist am Ufer und springst aus dem Boot in den nassen Sand ... ...

... ... Dann siehst du eine dunkle Gestalt im Sand stehen und gehst auf sie zu ... ... Die Gestalt ist in einen dunklen Umhang gehüllt und hat kein Gesicht ... ... Sie sieht aus wie ein Schatten ... ... Du gehst näher heran und die Person stellt sich vor als Schatten der Vergangenheit ... ... als Schatten deiner Sucht , der dich seit langem begleitet ... ..Er spricht kein Wort, sondern ist einfach nur da ... ... wie ein Schatten an einem sonnigen Tag ... ...

... ... Du fragst den Schatten „Was soll das? ... ... warum bist du noch hier? ... ... Ich brauche dich nicht mehr ... ..." Der Schatten der Vergangenheit sagt „Ich bin nur ein Schatten und folge dir ... ... Du warst es, der mir die Führung überlassen hatte, in einer Zeit als du selbst nicht mehr weiter wusstest, als alles zu viel war." ... ...

... ... Du richtest dich auf und machst dich so groß wie es geht ... ... Du atmest tief ein und dann sagst du „Ich bin zurück!" ... ... und noch einmal ganz laut und deutlich „Ich bin zurück! ... ... Ich brauche keinen Schatten mehr, der mich führt ... ... Ich übernehme selbst die Führung ... ... ich steuere wieder selbst mein Leben ... ... Ich entbinde dich von dieser Aufgabe, denn ich bin zurück!" ... ...

... ... Du machst dir klar, was es bedeutet, nun selbst wieder zu führen und zu lenken ... ... Du stellst dich innerlich darauf ein, dein Leben selbst zu kontrollieren ... ... selbst deine Entscheidungen zu treffen ... ... Du stellst dich darauf ein, dich von dem Schatten der Vergangenheit zu lösen ... ... Du übernimmst die Führung, denn du bist zurück ... ... mit all deiner Kraft und Stärke ... ... mit all deinem Potenzial und einer Erfahrung

... ... Der Schatten der Vergangenheit sagt zu dir „Aber ich bin dein Schatten, ich kann nicht einfach verschwinden ... ... Ich bin ein Teil von dir und deiner Geschichte ... ...“

... ... Du weißt, dass er zu deinem Leben gehört, also erlaubst du ihm, da zu sein ... ... als Schatten, nicht mehr und nicht weniger ... ... Du gehst an dem Ufer entlang und ziehst den Schatten lautlos mit dir ... ... Er zeigt sich am Boden und folgt deinem Weg ... ... ein harmloser Schatten an einem sonnigen Tag ... ... ein harmloser Schatten ...

... Dann setzt du dich ans Ufer und schaust in den Himmel ... ... Du beobachtest kleine weiße Wolken, die vorüber ziehen ... ... Und mit jeder Wolke schickst du einen Wunsch auf die Reise ... ... einen schönen Wunsch für deine Zukunft ... ... was auch immer du dir wünschst ... ... Du sendest deine Gedanken mit den kleinen weißen Wolken auf die Reise ... ... Dann schließt du die Augen und träumst einen schönen Traum davon, wie es sein wird, jetzt ... ... nachdem du die Kontrolle über dein Leben wieder übernommen hast ... ... Du genießt die Ruhe und weißt, dass jeder Traum Wahrheit werden kann ... ... Im Land der Träume ist alles möglich ... ...

... ... Du stehst auf und steigst wieder ins Boot ... ... Du siehst einen Torbogen mitten auf dem Wasser ... ... das Tor der inneren Freiheit ... ...Du fährst mit dem Boot durch das Tor ... ... und

kommst in der Gegenwart des Augenblicks an ...
... Dann legst du dich in das Boot und lässt dich
einfach treiben ... ... Du vertraust auf die innere
Führung in dir ... ... Du schließt die Augen und
genießt die Ruhe auf dem Wasser ... ... und das
Boot treibt langsam dem Sonnenaufgang entgegen ... ... Auf dem Weg zur Sonne machst du dir
noch einmal klar, dass das Land der Träume tief
in dir drin ist ... ... Dort war es schon immer ... ...
Ich erzähle dir nur davon ... ...

*[Gönne dir noch einen Augenblick der Ruhe
und verweile in deinem Gefühl. Lass die Bilder
und Gedanken einfach da sein und schenke dir
selbst Achtsamkeit und Zuneigung. Lass deine
Atmung bewusst werden. Mit dem Wind deines Atems kommst du zurück in deinen Körper.
Werde dir deines Körpers bewusst und schenke
ihm Achtsamkeit. Nimm Kontakt auf zu der
Unterlage, auf der du liegst, und stell dich darauf ein, mit dem Gefühl der Nähe zu dir selbst
wach zu werden. Dein Körper wird wieder aktiv und du wirst nun wieder wach. Du öffnest
die Augen und bist wach!]*

# Im Garten der Zeit

## Neuanfang nach einer schmerzhaften Trennung von einer Partnerschaft oder Freundschaft

*[Einen Menschen zu verlieren, ist nicht einfach. Du kennst das Gefühl, plötzlich abgeschnitten zu sein, nicht mehr an den Erlebnissen und Gedanken des anderen teilzuhaben. Du weißt, wie das ist, nicht mehr richtig zueinander zu passen, irgendwo auf dem gemeinsamen Weg den Anschluss zu verlieren. Dann hast du es vielleicht lange nicht richtig sehen können oder du wusstest es tief in deinem Inneren und wolltest es nicht wahr haben. Nun aber ist es Zeit, loszulassen und deinen eigenen Weg zu finden.]*

Atme tief ein und aus und entspanne deine Muskeln ... ... Dein Körper kommt zur Ruhe, so als wolltest du einschlafen, um einen schönen Traum zu träumen ... ... tief in deiner Fantasie ... ... Du stellst dich auf eine innere Reise ein ... ... eine Reise in ein weit entferntes Land, das gleichzeitig ganz nah ist ... ... das Land deiner Träume ... ... Fühle den Rhythmus deiner Atmung und folge ihm ... ... Mit dem Wind deines Atems verlässt du deine Gedanken und gehst in das Land der Träume ... ...

... ... Hier kannst du dein ganzes Leben finden ...
... jeden Gedanken ... ... jede Erinnerung ... ... und
jeden neuen Weg ... ... All das wartet hier auf
dich und will von dir entdeckt werden ... ... Du
machst dich also auf den Weg ... ... folgst der
breiten Straße, die durch das Land der Träume
führt und dich an jeden Ort deines Lebens führen kann ... ... Vielleicht weißt du, wo du hinge-
hen willst ... ... oder du lässt dich einfach von
deinen Gefühlen führen ... ... und von deiner
Fantasie ... ...

... ... Dein Weg führt über Wiesen und Felder ... ...
vorbei an blühenden Bäumen und an dichten
Wäldern ... ... Du wanderst immer weiter, durch
Täler und über Hügel ... ... in deiner Geschwin-
digkeit ... ... in deinem Tempo ... ... Schritt für
Schritt ... ... auf der Suche nach dem Garten der
Zeit ... ...

... ... Du schaust nach oben in den Himmel und
siehst den Regenbogen ... ... wie ein riesiges Tor,
das das gesamte Traumland umgibt ... ... Du
gehst unter dem Regenbogen hindurch und
spürst, dass du auf dem richtigen Weg bist ... ...
auf dem Weg zu dir selbst ... ... Schritt für Schritt
... ... Du denkst an den Menschen, von dem du
dich verabschieden musstest ... ... Möglicherweise war es am Ende eine Erleichterung, weil die
Trennung und all die vielen Auseinandersetzun-
gen ... ... innerlich wie im Äußeren ... ... so viel

Kraft gekostet haben ... ... So blieb in all dem Treiben und bei all der Belastung keine Zeit, wirklich loszulassen ... ...

... ... Vielleicht dachtest du, dass du nach langem Ringen und Kämpfen losgelassen hast ... ... und dennoch spürst du, dass ein Teil von dir noch an dem Alten festhält ... ... an den alten Erinnerungen vielleicht ... ... und möglicherweise auch an Enttäuschungen ... ... an Verletzungen ... ... oder an Verbitterungen ... ... vielleicht sogar an dem Wunsch nach Vergeltung oder Ausgleich für Ungerechtes ... ... Es kann aber auch sein, dass du voller Sehnsucht den geheimen Wunsch festhältst, dass alles doch noch rückgängig gemacht werden könnte ... ... und selbst wenn dir dieser Wunsch irreal erscheint und du weißt, dass es nicht dazu kommen wird ... ... dass es vielleicht sogar eher schädlich für dich wäre ... ... gibt es doch auch einen Teil von dir, der manchmal denkt, ein Wunder könnte alles ungeschehen machen und die Dinge könnten noch einmal aber anders verlaufen ... ...

... ... Du bist unterwegs im Land der Träume, um loszulassen ... ... was auch immer du noch loslassen musst ... ... Es kann etwas vollkommen anderes sein als das, was du erwartest ... ... Du findest schließlich den Garten der Zeit ... ... Du siehst ihn schon von Weitem ... ... Das große Tor des Gartens öffnet sich wie von selbst ... ... Je näher du kommst, umso weiter öffnet es sich ... ... Entschlossen gehst du hinein ... ... Du gehst in den Garten der Zeit ... ... denn hier findest du alle Erinnerungen deines Lebens und alle zukünftigen Möglichkeiten ... ...

... ... Du gehst durch den Garten deiner Zeit und siehst überall blühende Pflanzen ... ... Da gibt es Bereiche im Garten der Zeit, die sehen aus, als wäre jeden Tag ein fleißiger Gärtner hier ... ... Die Pflanzen und Beete sehen sauber und gepflegt aus ... ... Doch es gibt auch andere Bereiche im Garten der Zeit ... ... Bereiche, die verwuchert sind ... ... vertrocknete Pflanzen und ein karger Boden ... ... Diese Bereiche sehen so aus, als wäre lange schon niemand mehr da gewesen, um aufzuräumen ... ... So manches ist liegen geblieben ... ... war zu lange sich selbst überlassen ... ... Doch auf besondere Art und Weise sind auch diese Bereiche schön ... ...

... ... Du gehst auf einem schmalen Pfad zwischen den Pflanzen und Beeten entlang und findest einen runden Platz, der von wunderschönen blühenden Pflanzen umgeben ist ... ... Mitten auf diesem Platz gibt es einen Brunnen und am Rand steht eine bequeme Bank zum Ausruhen ... ... Du setzt dich dort hin ... ... Du machst es dir bequem, um auszuruhen ... ... Dann denkst du an die Person, die du loslassen musst, weil es diese Trennung gab ... ... weil einer von euch oder ihr beiden beschlossen habt, nun eigene Wege zu gehen ... ... jeder für sich ... ... Vielleicht könnt ihr gar nicht mehr miteinander reden oder ihr habt beschlossen, Freunde zu bleiben ... ... Doch auch dann und gerade dann ist es wichtig, loszulassen ... ... Denn deinen Weg musst du nun vor allem alleine gehen ... ... Die Person, von der du dich innerlich verabschieden willst, um sie loszulassen, kommt nun zu dir ... ... Du triffst sie im Land der Träume ... ... im Garten der Zeit ... ... Friedlich und offen für deine Gedanken triffst du diese Person hier im Garten der Zeit ... ... Still sitzt ihr nebeneinander und wie auf einer Leinwand im Kino ziehen vor deinen Augen Bilder der gemeinsamen Zeit vorbei ... ... Du kannst sie betrachten ... ... Wie auch immer eure Beziehung verlaufen ist, ob sie sanft oder brutal und mit vielen Schmerzen auseinander gegangen ist ... ... oder mit Ungerechtigkeit und Hinterlist ... ... Du siehst jetzt die frühere gemeinsame Zeit ... ... als alles noch schön war und du diese Beziehung genießen konntest ... ...

... ... Du lässt all das noch einmal vor deinem inneren Auge ablaufen und lässt das Gute auf einem guten Platz im Garten der Zeit verweilen ... ... Du lässt deinen Gefühlen freien Lauf ... ... lässt sie einfach da sein ... ... ob angenehm oder beschwerlich ... ... denn all das gehört zu dir ... ...

... ... Dann stehst du auf und verabschiedest dich von dieser Person ... ... Du kannst sie nur ansehen oder ihr die Hand reichen, ganz wie es zu deinem Gefühl passt ... ... Vielleicht möchtest du dich mit einer Umarmung verabschieden ... ... oder einfach nur still weggehen ... ... Dann gehst du weiter, der Sonne entgegen ... Auf dem Weg dorthin machst du dir noch einmal klar, dass das Land der Träume tief in dir drin ist. Dort war es schon immer. Ich erzähle dir nur davon ... ...

*[Gönne dir noch einen Augenblick der Ruhe und verweile in deinem Gefühl. Lass die Bilder und Gedanken einfach da sein und schenke dir selbst Achtsamkeit und Zuneigung. Lass deine Atmung bewusst werden. Mit dem Wind deines Atems kommst du zurück in deinen Körper. Werde dir deines Körpers bewusst und schenke ihm Achtsamkeit. Nimm Kontakt auf zu der Unterlage, auf der du liegst, und stell dich darauf ein, mit dem Gefühl der Nähe zu dir selbst wach zu werden. Dein Körper wird wieder aktiv und du wirst nun wieder wach. Du öffnest die Augen und bist wach!]*

# Abschied am Regenbogen

## Aufarbeitung eines Verlustes durch den natürlichen Tod eines Menschen

*[Du weißt wie das ist, einen Menschen loslassen zu müssen, weil es in diesem Leben keine gemeinsamen Wege mehr geben kann. Dieser Mensch ist gestorben und obwohl du wusstest, dass dieser Tag bald kommen würde, hat es dich doch überrumpelt. Du hast dich trotz der Erwartung des nahenden Todes auf das Leben konzentriert, vielleicht auch auf beides, Leben und Tod. Doch wirklich darauf vorbereiten konntest du dich nicht. Nun fragst du dich, wie du am besten klar kommen kannst. Loslassen im Leben und Halten in der Erinnerung.]*

Atme tief ein und aus und entspanne deine Muskeln ... ... Dein Körper kommt zur Ruhe, so als wolltest du einschlafen, um einen schönen Traum zu träumen ... ... tief in deiner Fantasie ... ... Du stellst dich auf eine innere Reise ein ... ... eine Reise in ein weit entferntes Land, das gleichzeitig ganz nah ist ... ... das Land deiner Träume ... ... Fühle den Rhythmus deiner Atmung und folge ihm ... ... Mit dem Wind deines Atems verlässt du deine Gedanken und gehst in das Land der Träume ... ...

... ... Tief versunken in deinen Gedanken und Gefühlen ... ... ganz tief in deinem Inneren findet du dieses Land ... ... so tief, dass du Ruhe finden kannst und gleichzeitig Ereignisse betrachten und verstehen kannst ... ... Du sinkst immer tiefer in dich hinein ... ... du findest die Stille in dir ... ...

... ... Und vielleicht ist es gerade in dieser Stille auf besondere Art und Weise laut ... ... weil du deine eigenen Gedanken hören kannst ... ... all deine Fragen ... ... die unausgesprochenen Dinge, die du nun nicht mehr aussprechen kannst, weil ein Mensch von dir gegangen ist ... ... So gönnst du dir diesen Augenblick der Ruhe und des gleichzeitigen Hörens ... ... Du hörst in dich hinein ... ... Vielleicht sind es anfangs nur Klänge ... ... wie Musik oder undeutliche Stimmen ... ... Das Land deiner Träume sendet dir diese Klänge und Geräusche, was auch immer du hören magst ... ... Es ist der Klang deiner Erinnerungen ... ... der Klang deiner Gefühle ... ... wie eine schöne Harmonie ... ... eine Sinfonie der Seele ... ... und vielleicht auch wie ein Orchester, das wild und energisch für dich spielt ... ...

... ... Und langsam verklingt diese Musik und wird leiser ... ... sie tritt in den Hintergrund und wird leiser ... ... und an die Stelle der Musik, der vielen Klänge, ob laut oder leise, tritt nur dein Gefühl ... ...

... ... Vielleicht ist es das Gefühl der Sehnsucht, weil du den Menschen, der von dieser Erde gegangen ist, so vermisst ... ... möglicherweise gibt es auch Gefühle der Einsamkeit ... ... oder du hast Enttäuschung und Wut in dir, weil du nun all das nicht mehr sagen kannst, was du noch sagen wolltest ... ... Lass deine Gefühle einfach da sein ... ... Gib ihnen Raum und Gelegenheit, sich zu befreien ... ... sich auszubreiten ... ... und atme tief durch ... ... noch einmal ... ... tief ein und aus ... ... Dann schaust du dich um im Land deiner Träume ... ... Du bist umgeben von Licht ... ... ein schönes, warmes Licht leuchtet um dich herum ... ... und langsam kannst du erkennen, dass du auf einer wunderschönen Wiese stehst ... ... mitten in der Natur ... ... auf einer schönen Sommerwiese ... ... Die Bilder werden deutlicher und farbiger ... ... Du spürst das Gras unter deinen Füßen ... ... Du kannst es fühlen ... ... Du spürst die Sonne auf deiner Haut ... ...

... ... Du siehst dich um und entdeckst den Regenbogen ... ... Er leuchtet so hell wie die Sonne und glitzert in allen Farben ... ... Er zieht dich magisch an ... ... Du gehst zum Regenbogen ... ... Unter dem Regenbogen wartet eine Person auf dich, die du zunächst als Schatten erkennst ... ... Voller Vertrauen gehst du immer näher heran ... ... Du erkennst die Person, die gestorben ist ... ... unter dem Regenbogen wartet sie auf dich ... ...

und du läufst so schnell du kannst dorthin ... ...
Unter dem Regenbogen leuchtet goldenes Licht,
das euch beide einhüllt ... ... Du nimmst dir einen
Augenblick Zeit, um diesen Menschen zu begrü-
ßen ... ... so, wie du es für richtig hältst ... ... vielleicht mit einem Händedruck ... ... vielleicht auch
mit einer Umarmung ... ... möglicherweise mit
einem Freudenruf ... ... und vielleicht sogar einfach mit einem Lächeln ... ... Du machst es so, wie
es für dich in Ordnung ist ... ...

... ... So vieles wolltest du noch sagen ... ... oder
dich verabschieden, doch das war nicht mehr
möglich, weil schließlich alles doch zu schnell
ging ... ... Nun aber bist du hier ... ... tief im Land
deiner Träume ist diese Begegnung möglich ... ...
die viel mehr ist als eine Fantasie ... ... mehr als
ein Wunsch ... ... mehr als eine Idee ... ... Es ist
eine Wahrheit in dir ... ... Du begegnest diesem
Menschen tatsächlich in genau diesem Augenblick ... ... Nun kannst du sagen, was du noch
sagen wolltest ... ... oder aber einfach da sein und
dein Gefühl sprechen lassen ... ... das Gefühl tief
in dir, das du jetzt spüren kannst ... ... dieses Gefühl, das auch dieser Mensch spüren kann, der
nun bei dir ist ... ... Nimm dir Zeit ... ... soviel du
brauchst ... ... Achte nicht mehr auf meine Stimme ... ... Lass sie im Hintergrund verschwimmen
... ... sei nur bei dir selbst und in der Begegnung
mit diesem Menschen, der nun bei dir ist ... ... Ich

lasse dich nun dort und werde still ... ... Ich bin hier und passe auf dich auf ... ... Ich bin nun für einige Minuten still und gebe dir Zeit ... ... Achte erst wieder auf meine Stimme, wenn du sie wieder deutlich hören kannst ... ...

*... ... Nun bitte etwa zwei Minuten Zeit geben. Das ist in einer Trance sehr viel Zeit! Lassen Sie die Begegnung nicht zu lange dauern, da sonst Unsicherheit und Unruhe entstehen kann. Sollte Ihr Klient vorher Unruhe zeigen oder Orientierungsbewegungen, so schalten sie sich kurz mit einer Kontaktaufnahme ein. Zeigen sie, dass alles in Ordnung ist und treten sie dann den Rückweg an, indem sie den Text weiter vorlesen ... ...*

... ... Du kannst meine Stimme nun wieder hören ... ... Du kannst mich gut verstehen und konzentrierst dich wieder auf meine Stimme ... ... Es ist Zeit, nun langsam wieder zu gehen ... ... Du stehst noch unter dem Regenbogen und kannst dich nun verabschieden ... ... Doch ist es kein Abschied für immer ... ... Wann immer du willst, kannst du diesem Menschen noch einmal begegnen, tief im Land deiner Träume ... ... hier unter dem Regenbogen ... ... Doch für heute verabschiedest du dich ... ... Nimm dir Zeit und mach es so, wie es dir richtig erscheint ... ... Achte nur auf dein Gefühl ... ... Es zeigt dir immer den besten Weg ... ... Verabschiede dich nun für heute von der Person, die du getroffen hast ... ...

... ... Die Person dreht sich um und geht in einen hellen Lichtschein hinein ... ... Auch du drehst dich um, denn du gehst nun in dein waches Leben zurück ... ... . Du denkst darüber nach, dass das Land der Träume tief in dir drin ist. Dort war es schon immer. Ich erzähle dir nur davon ... ...

*[Gönne dir noch einen Augenblick der Ruhe und verweile in deinem Gefühl. Lass die Bilder und Gedanken einfach da sein und schenke dir selbst Achtsamkeit und Zuneigung. Lass deine Atmung bewusst werden. Mit dem Wind deines Atems kommst du zurück in deinen Körper. Werde dir deines Körpers bewusst und schenke ihm Achtsamkeit. Nimm Kontakt auf zu der Unterlage, auf der du liegst, und stell dich darauf ein, mit dem Gefühl der Nähe zu dir selbst wach zu werden. Dein Körper wird wieder aktiv und du wirst nun wieder wach. Du öffnest die Augen und bist wach!]*

# Magische Kugeln

## Neubeginn nach Arbeitsplatzverlust durch Mobbing

*[Du weißt, wie das ist, wenn du einmal zur Zielscheibe geworden bist. Alle sind plötzlich gegen dich und arbeiten gemeinsam daran, deine Wege zu verbauen. Manche Menschen werden so davon getroffen, dass sie von Anfang an machtlos sind. Andere kämpfen zunächst und wollen sich nicht unterkriegen lassen. Doch früher oder später sind diejenigen, die sich zusammenschließen stärker. Nun willst du deine Stärke wieder finden. Du willst nie mehr zur Zielscheibe werden.]*

Atme tief ein und aus und entspanne deine Muskeln ... ... Dein Körper kommt zur Ruhe, so als wolltest du einschlafen, um einen schönen Traum zu träumen ... ... tief in deiner Fantasie ... ... Du stellst dich auf eine innere Reise ein ... ... eine Reise in ein weit entferntes Land, das gleichzeitig ganz nah ist ... ... das Land deiner Träume ... ... Fühle den Rhythmus deiner Atmung und folge ihm ... ... Mit dem Wind deines Atems verlässt du deine Gedanken und gehst in das Land der Träume ... ...

... ... Du stehst in einem goldgelben Feld, das aussieht wie ein wunderschönes Weizenfeld und die Halme bewegen sich sanft in dem warmen Sommerwind ... ... Es ist das Feld der Veränderung im Land der Träume ... ... Voller Vertrauen gehst du mitten durch das Feld ... ... Es sieht aus, als bewege sich das ganze Feld wie eine sanfte Welle im Wind ... ...

... ... Du siehst drei riesige Kristallkugeln, die mitten auf dem Feld der Veränderung liegen ... ... So groß, dass du nicht nur hinein sehen sondern ganz hinein gehen kannst ... ...

... ... Du näherst dich der ersten Kugel ... ... Es ist die Kugel der vergangenen Personen ... ... Alle Menschen, die in deiner Vergangenheit dazu beigetragen haben, dass das Mobbing stattfinden konnte, kannst du hier treffen ... ... Vielleicht weißt du ja, dass alle Beziehungen, die wir haben, irgendwie zu unserem Leben einen Beitrag leisten, manchmal hilfreich und gut und manchmal tragen sie auch zu Schwierigkeiten bei, ohne dass wir es bemerkt haben ... ... Du kennst das Gefühl, hilflos zu sein ... ... nicht nur in der Situation des Mobbing ... ... Auch in anderen Situationen war es schon so ... ... früher .. ... viel früher ... ... Du gehst also in diese Kugel hinein und schaust dich um ... ... Und nach und nach zeigen sich alle Personen deines Lebens. Und diejenigen, die am meisten zu deinem Problem beigetragen haben, treten näher ... ... Du siehst sie immer deutlicher ... ... Vielleicht hattest du mit einigen gerechnet, andere überraschen dich vielleicht ... ... Und dennoch - jeder, der sich zeigt, kann dir zeigen, welchen Anteil die Beziehung zu ihm oder zu ihr hatte ... ... Vielleicht sind es viele Menschen in dieser Kugel, vielleicht auch nur einige oder gar nur ein einziger ... ... Damals hast du gelernt, Unsicherheit zu entwickeln, die dann von den Menschen ausgenutzt wurde, die sich zum Mobbing zusammengeschlossen hatten ... ... Heute aber ist es anders. Heute bist du hier, um von den gleichen Personen zu lernen, wie das geht, Mut und Stärke zu entwickeln, um rechtzeitig so zu handeln, dass du dich um dich selbst kümmerst ... ...

... ... Tief in deinem Innern lässt du die neue Stärke entstehen ... ... Du vertraust auf diese konstruktive Änderung. Dann verabschiedest du dich von den Personen oder von der einen und gehst nach draußen auf das Feld der Veränderung ... ... Die Personen lässt du in der Vergangenheit, denn dort gehören sie hin ... ...

... ... Du gehst weiter und kommst zu der zweiten Kugel ... ... Es ist die Kugel der vergangenen Situationen ... ... Alle Situationen, alle Ereignisse deines Lebens, die dazu beigetragen haben, dass dieses Mobbing entstehen konnte, sind in dieser Kugel ... ... Du gehst hinein, und die Kugel ist leer ... ... Und nach und nach zeigen sich die wichtigen Ereignisse ... ... Was auch immer es ist ... ... Welche Situationen auch immer nun um dich herum sind, du siehst sie wie in einem 3D-Film ... ... Vielleicht wusstest du, was du sehen würdest, vielleicht bist du aber auch überrascht. Und selbst, wenn du gar nichts siehst und dir gar kein Gedanken kommt - Du kannst darauf vertrauen, dass alle Ereignisse deines Lebens hier sind ... ... Im Land deiner Träume - auf dem Feld deiner Veränderung ... ...

... ... Sie wirken tief in dir und helfen dir heute etwas Neues zu lernen ... ... Einst hattest du gelernt, Unsicherheit zu entwickeln und Pflichtbewusstsein, die dann von anderen ausgenutzt werden konnte ... ... Heute soll es anders sein ... ... Heute lernst du von denselben Ereignissen, von denselben Situationen und Geschehnissen wie das geht - Stärke und Mut, Selbstvertrauen und Kraft aufzubauen. Heute kannst du es und du kannst es an jedem Tag in deinem Leben ... ... Mut und Stärke ... ...

... ... Du lässt all das tief in dir wirken ... ...

... ... Dann verabschiedest du dich von den Situationen ... ... Du übergibst sie der Vergangenheit, denn dort gehören sie hin ... ... Du brauchst sie nicht mehr ... ... Du gehst wieder nach draußen und wanderst weiter durch das Feld deiner eigenen Veränderung ... ...

... ... Du kommst zu einer dritten Kugel ... ... Es ist die Kugel deiner Gefühle ... ... All deine Gefühle sind hier in dieser Kugel ... ... Du gehst hinein. Vielleicht spürst du ein besonderes Gefühl ... ... Vielleicht siehst du auch Farben oder Formen, die deine Gefühle darstellen ... ... Sie sind hier, all deine Gefühle, und vor allem treten die Gefühle in den Vordergrund, die am meisten dazu beige-tragen haben, dass das Mobbing entstehen konn-te ... ... dass du solange durchgehalten hast, bis alles über dir zusammengebrochen ist ... ...

... ... Diese Beklemmung und das Gefühl, hilflos zu sein und gleichzeitig wie gelähmt ... ... Jetzt kannst du all das in Ruhe und Gelassenheit an-schauen ... ... ruhig und gelassen ... ... Vielleicht sind es Gefühle, die gar nicht aussehen, als könn-ten sie etwas Schwieriges produzieren und den-noch war es so gekommen, irgendwie ... ... Es ging nicht anders ... ... Doch heute geht es anders ... ... Heute bist du hier, um von den gleichen Gefühlen etwas vollkommen anderes zu lernen ... ... Du lernst, wie das geht, Stärke und Wach-samkeit aufzubauen, Souveränität und Selbstver-trauen ... ... Du lernst, schneller für dich selbst einzutreten und so zu handeln, dass es gut für dich ist ... ...

... Auch von den alten Gefühlen verabschiedest du dich ... ... Du brauchst sie nun nicht mehr. Einst waren sie so wichtig und auch heute konntest du von ihnen lernen ... ... Jetzt übergibst du sie der Vergangenheit, denn dort gehören sie hin, nur dort ... ... Du gehst aus der Kugel nach draußen und gehst zum Rand des Feldes, um dich auszuruhen ... ...

... ... Du denkst darüber nach, dass das Land der Träume tief in dir drin ist. Dort war es schon immer. Ich erzähle dir nur davon ... ...

*[Gönne dir noch einen Augenblick der Ruhe und verweile in deinem Gefühl. Lass die Bilder und Gedanken einfach da sein und schenke dir selbst Achtsamkeit und Zuneigung. Lass deine Atmung bewusst werden. Mit dem Wind deines Atems kommst du zurück in deinen Körper. Werde dir deines Körpers bewusst und schenke ihm Achtsamkeit. Nimm Kontakt auf zu der Unterlage, auf der du liegst, und stell dich darauf ein, mit dem Gefühl der Nähe zu dir selbst wach zu werden. Dein Körper wird wieder aktiv und du wirst nun wieder wach. Du öffnest die Augen und bist wach!]*

# Regenmacher

## Umorientierung vor drohendem Burnout oder Erschöpfungsdepression

*[Du weißt genau, was es bedeutet, im Stress zu sein. Getrieben von Zeit- und Erfolgsdruck. Immer dran bleiben, um möglichst keine Versäumnisse zu haben. Du kennst deinen Weg in die Erschöpfung, denn du bist ihn gegangen. Zeitweise mag es dir auch so vorgekommen sein, dass du wie ferngesteuert oder wie automatisch gehandelt hast, einfach funktioniert hast, ohne noch zu wissen wie oder wozu eigentlich. Nun aber ist es an der Zeit, langsamer zu werden und damit auf ein gesundes Maß zurückzufinden.]*

Atme tief ein und aus und entspanne deine Muskeln ... ... Dein Körper kommt zur Ruhe, so als wolltest du einschlafen, um einen schönen Traum zu träumen ... ... tief in deiner Fantasie ... ... Du stellst dich auf eine innere Reise ein ... ... eine Reise in ein weit entferntes Land, das gleichzeitig ganz nah ist ... ... das Land deiner Träume ... ... Fühle den Rhythmus deiner Atmung und folge ihm ... ... Mit dem Wind deines Atems verlässt du deine Gedanken und gehst in das Land der Träume ... ...

... ... Du stehst hoch oben auf einem Berg, direkt neben dem Gipfelkreuz und kannst unendlich weit über das Land blicken ... ... Der Horizont ist soweit entfernt, dass du ihn kaum erkennen kannst ... ... Dort bist du also ... ... am Gipfel angekommen ... ... doch du selbst dachtest, es ginge noch viel höher hinauf ... ... vielleicht hattest du dich schon darauf eingestellt, einen noch viel höheren Berg zu erklimmen, doch hast du nicht mehr nach oben geschaut ... ... Du konntest nicht mehr erkennen, ob es sich lohnt, noch weiter zu gehen oder ob es überhaupt möglich war ... ...

... ... Im Lauf der Zeit bist du so müde geworden von all den Pflichten und Anstrengungen deines Lebens, dass du den Blick längst gesenkt hattest ... ... nur noch auf den Boden vor dir gestarrt hattest, ohne das zu merken ... ... Du hast einfach weiter gemacht ... ... vielleicht, weil es nicht anders ging oder du es dir nicht anders erlauben konntest ... ...

... ... Nun aber geht es nicht mehr weiter auf diesem Berg, du kannst nicht mehr höher gehen ... ... Zeit zur Ruhe ... ... doch auch das fällt dir schwer ... ... Du bist zur Ruhe gezwungen worden, indem dein Körper dir gezeigt hat, dass die Kraft aufgebraucht war ... ... Viele Jahre lang warst du derjenige, der immer wieder kleine und große Wunder vollbracht hat ... ... Wahrscheinlich ist es dir nicht so vorgekommen ... ... Für dich war völ-

lig normal, was du alles erledigt hast ... ... Du
kanntest es gar nicht anders und hast einfach
funktioniert ... ... immer wieder ... ... Doch von
außen betrachtet, war es eine enorme Kraftleis-
tung ... ... warst du wie ein Regenmacher, der
den Menschen Unmögliches ermöglicht ... ...
machbar macht, was eigentlich nicht geht ... ...
Du hast es geschafft ... ... Nun bist du hier oben
und brauchst Ruhe ... ...

... ... Doch aus dem Regenmacher wird so schnell
kein Müßiggänger werden ... ... Du weißt, dass
du Pause brauchst, doch weißt auch, dass es
nicht so leicht ist, sie dir auch zu erlauben ... ...
Also nimmst du dir vor, heute nur für dich ein
Regenmacher zu sein ... ... für dich selbst möglich
zu machen, was so unmöglich scheint ... ... langsamer werden und dabei Erholung finden, dass
ist die Aufgabe des Regenmachers von heute ... ...
und genau der bist du ... ... Wer sonst könnte das
Unmögliche möglich machen? ... ...

... ... Du blickst von hier oben über das gesamte
Land und alles sieht so klein und unwichtig aus
von hier ... ... alles ist so unscheinbar geworden ...
... Über dir ist nur noch der Himmel ... ... also
schaust du nach oben, um direkt in den Himmel
zu blicken ... ... da entdeckst du Wolken ... ... di-
cke Regenwolken, die sich zusammenziehen ... ...
Und langsam beginnt es zu regnen ... ... Die
Tropfen fallen erst langsam, dann immer schnel-

ler und schneller von den Wolken bis zum Boden ... ... Du kannst ihnen dabei zusehen ... ... Es regnet immer heftiger, wie ein Platzregen so stark und immer mehr Wassertropfen fallen zu Boden ... ... Doch du bist der Regenmacher hier im Land der Träume ... ... Du hast die Macht, ihn zu kontrollieren ... ... ihn zu steuern ... ... Du hast ja das Unmögliche schon so oft möglich gemacht, also kannst du auch das ... ... Im Land der Träume gelingt es dir, den Regen zu kontrollieren ... ... und was dir hier gelingt, kannst du auch an jedem Tag in deinem Leben erreichen ... ...

... ... Mit der Kraft deiner Gedanken fängst du an, die prasselnden Regentropfen zu bremsen ... ... Sie folgen deinem Willen und werden langsamer ... ... Sie fallen einfach langsamer zu Boden ... ... noch langsamer ... ... bis sie in Zeitlupe fallen ... ... Du bist der Regenmacher ... ... Du bestimmst das Tempo ... ... So steuerst du sogar die Naturgewalt des Regenwassers ... ... einfach so ... ... mit der Kraft deiner Gedanken, die viel stärker ist als die Kraft der Natur ... ... Du kannst die Regentropfen immer langsamer werden lassen ... ... so langsam, dass sie sich kaum noch bewegen ... ...

... ... Der Regenmacher im Land der Träume kann noch mehr ... ... und du bist dieser Regenmacher ... ... Du lässt die Regentropfen in der Luft stillstehen ... ... Du stellst dir mit der Kraft deiner Gedanken vor, dass sie einfach in der Luft stehen

bleiben ... ... und sich nicht mehr bewegen ... ...
Und genau so geschieht es ... ... Der Regenmacher hält die Wassertropfen in der Luft an ... ...
Alles steht still ... ... nur du kannst dich ungehin-
dert bewegen, ganz wie du willst ... ... Doch das
geht viel einfacher als vorher ... ... Du brauchst
keine Eile ... ... Du brauchst nichts und niemandem hinterher zu laufen ... ... Du gehst den Din-
gen gelassen entgegen, denn sie warten in aller
Ruhe auf dich, wie diese Regentropfen, die in der
Luft stillstehen wie in einem Standbild ... ...

... ... Mit den Fingerspitzen berührst du einige
Tropfen, die an deinen Fingern hängen bleiben
und langsam über deine Hand fließen ... ...

... ... Du denkst darüber nach, wie es sein wird,
sobald es dir noch besser gelingt, auch in deinem
Alltag die Dinge zu „entschleunigen" ... ... mit
der Kraft deiner Gedanken alles um dich herum
langsamer werden zu lassen ... ... aus dem Laufen
und Kämpfen immer mehr heraus zu kommen
und wie der Regenmacher darauf zu vertrauen,
dass alles nach deinen Vorstellungen geschieht ...
... viel einfacher als du es von früher kennst ... ...
viel selbstverständlicher ... ...

... ... Hier im Land der Träume ist alles möglich ...
... doch Gleiches gilt auch für deinen Alltag ... ...
denn immer bist du auch wie der Regenmacher
im Land der Träume ... ... wo auch immer du bist
... ... was auch immer du tust ... ... Deine Gedan-

ken helfen dir, deine Ziele so zu erreichen, dass du dabei nicht ausbrennst, sondern immer wieder Kraft findest ... ... so wie hier im Land der Träume ... ... Du setzt dich ans Gipfelkreuz und ruhst dich aus ... ... Du beobachtest die Regentropfen, die in der Luft still stehen ... ...

... ... Du denkst darüber nach, dass das Land der Träume tief in dir drin ist. Dort war es schon immer. Ich erzähle dir nur davon ... ...

*[Gönne dir noch einen Augenblick der Ruhe und verweile in deinem Gefühl. Lass die Bilder und Gedanken einfach da sein und schenke dir selbst Achtsamkeit und Zuneigung. Lass deine Atmung bewusst werden. Mit dem Wind deines Atems kommst du zurück in deinen Körper. Werde dir deines Körpers bewusst und schenke ihm Achtsamkeit. Nimm Kontakt auf zu der Unterlage, auf der du liegst, und stell dich darauf ein, mit dem Gefühl der Nähe zu dir selbst wach zu werden. Dein Körper wird wieder aktiv und du wirst nun wieder wach. Du öffnest die Augen und bist wach!]*

# Eine Kerze im Wind

## Neuanfang nach oder im Zuge von Burnout und Erschöpfungsdepression

*[Höchstleistungen waren für dich Alltag. Oftmals ist es dir nicht so vorgekommen, doch du hast über sehr lange Zeit Höchstleistungen vollbracht. Mehr als es gut für dich war. Das Gefühl, nicht fertig zu werden oder nicht gut genug zu sein, kennst du auch. Doch oft hast du dieses Gefühl übergangen, es dann vielleicht kaum noch oder gar nicht mehr gespürt. Irgendwann hast du dann bemerkt, dass es Zeit ist umzudrehen, um nicht vollkommen auszubrennen und kraftlos zu werden.]*

Atme tief ein und aus und entspanne deine Muskeln ... ... Dein Körper kommt zur Ruhe, so als wolltest du einschlafen, um einen schönen Traum zu träumen ... ... tief in deiner Fantasie ... ... Du stellst dich auf eine innere Reise ein ... ... eine Reise in ein weit entferntes Land, das gleichzeitig ganz nah ist ... ... das Land deiner Träume ... ... Fühle den Rhythmus deiner Atmung und folge ihm ... ... Mit dem Wind deines Atems verlässt du deine Gedanken und gehst in das Land der Träume ... ...

... ... Du stehst auf einer Wiese und spürst den Wind um dich herum ... ... Er weht stark, so als käme ein Sturm auf ... ... Vielleicht ist es auch bereits ein Sturm, der sich nur nicht so anfühlt, weil du daran gewöhnt bist, beim stärksten Sturm noch stehen zu bleiben ... ... wie ein Fels in der Brandung ... ...

... ... Und wie von selbst beginnst du vorwärts zu gehen ... ... Niemand hat dich dazu aufgefordert, doch du machst es einfach ... ... so ist deine Routine ... ... In der Hand hältst du eine kleine brennende Kerze ... ... Du trägst sie mit einer Hand und mit der anderen versuchst du, die Flamme zu schützen, damit sie nicht ausgeht ... ... Sie wird vom Wind hin und her gerissen und droht zu verlöschen ... ... Doch schützend hältst du deine Hand darüber und gehst weiter ... ... immer weiter ... ... Und du konzentrierst dich voll und ganz auf die Kerze, damit ihre Flamme nicht ausgeht ... ...

... ... So oft hast du dich selbst schon gefühlt wie eine Kerze im Wind ... ... kurz vorm Erlöschen und immer in Gefahr ... ... nur deine eigenen Hände als Schutz ... ... Wenn du jetzt einmal darüber nachdenkst, wie du in den letzten Jahren gelebt und gearbeitet hast, kannst du es verstehen ... ... kannst du sehen, dass du selbst genauso warst wie diese Kerze im Wind ... ... ganz genau so ... ... Doch in der Zeit als es am schlimmsten war, hast du es nicht einmal bemerkt ... ... so sehr warst du mit dem Schutz dieser Flamme in dir beschäftigt, dass du wie ein Roboter weiter gelaufen bist ... ... Du hast einfach weiter gemacht, immer  fokussiert auf die Kerze und immer im Wind ... ... Es blieb keine Zeit mehr zum Stehen bleiben ... ... zum Ausruhen ... ... zum Nachdenken über dich und deine Ziele ... ... über das, was sich lohnen kann und das, was nicht mehr wichtig ist ... ... Du warst wie eine Kerze im Wind ... ... kurz vorm Ausbrennen ... ...

... ... Du nimmst deinen Blick nach oben und siehst dich um ... ... Du riskierst es, obwohl der Wind so stark ist ... ... Plötzlich bemerkst du, dass du mitten in einem Wald stehst ... ... Du bist hinein gelaufen, ohne es zu bemerken, denn du hast dich nur auf die Flamme konzentriert ... ... Nun bleibst du stehen und schaust tief in den Wald hinein ... ... Es ist dunkel ... ... Du bist tief im Land deiner Träume ... ... im Wald deiner Gedanken ... ... doch alles ist still und dunkel ... ... als wären deine Gedanken abgeschaltet ... ...

... ... Dann fällt dir auf, dass der Wind längst aufgehört hat zu wehen ... ... und du kannst nicht einmal sagen, wann das geschehen ist ... ... vielleicht vor einer Sekunde ... ... vielleicht aber auch vor langer Zeit, wer weiß ... ... Die Kerze brennt immer noch, und du kannst dich umsehen ... ...

tief in den Wald hinein schauen und zwischen den Bäumen hindurch ... ...

... ... Zwischen den Bäumen erkennst du steinerne Tafeln, die jeweils eine Inschrift tragen ... ... ein Wort oder einen Satz ... ... ein Zeichen oder eine Zahl ... ... Es sind deine Gedanken, die hier auf dich warten ... ... nicht die, die du jeden Tag denkst, sondern die Gedanken, die schon lange auf dich warten ... ... für die du nur selten Zeit hattest ... ... Doch jetzt nimmst du dir die Zeit ...

... Doch weil es so dunkel hier ist, nimmst du die kleine Kerze, die du mit dir trägst, um diese Steintafeln zu erleuchten und deine eigenen Gedanken zu erkennen ... ...

... ... Plötzlich siehst du einen Gedanken nach dem anderen ... ... Du kannst sie einzeln lesen ... ... und plötzlich fallen dir all die interessanten Gedanken wieder ein, die du einst hattest ... ... Ideen ... ... Pläne ... ... Wünsche ... ... Träume ... ... Du siehst sie plötzlich ... ... Du spürst sie plötzlich wieder tief in dir ... ... so als würden sie heute wieder wach ... ...

... ... Mit Neugier und Interesse gehst du zwischen den Bäumen hindurch ... ... Du verlässt den Weg, um tiefer in deine Gedanken zu gelangen und findest immer neue Impulse ... ... Du nutzt die Kerze, um sie alle zu erkennen ... ... Und plötzlich wird dir klar, dass der Wind nicht das eigentliche Problem war ... ... was du am meisten brauchst ist Zeit ... ... Wenn du hier im Land der Träume weitere Gedanken findest, so kannst du das nur solange tun wie die Kerze brennt ... ... Doch sie brennt viel langsamer als du dachtest ... ... Du hast also Zeit ... ... und nimmst dir vor, deine Zeit optimal zu nutzen ... ... für dich selbst ... ... Du weißt, dass nicht die Geschwindigkeit zählt, denn die würde Wind erzeugen ... ... Wenn du zu schnell nach vorne gehst, könnte die Kerze erlöschen und du würdest keine neuen Gedanken finden können ... ...

... ... Du nimmst dir also fest vor, sorgsam mit deiner Zeit umzugehen ... ... Ruhe und Ausgleich zu finden, um durch den Wald deiner eigenen Gedanken zu wandern ... ... Vielleicht weißt du ja, dass Gedanken übersetzte Gefühle sind ... ... Also findest du auch deine Gefühle im Wald der Gedanken ... ... spürst, wie du dich wirklich fühlst ... ...

... ... Du wanderst immer tiefer in den Wald deiner Gedanken, um immer neue Gedanken und Impulse zu finden ... ... Dabei fällt dir auf, dass die Kerze immer heller wird, je langsamer und sorgsamer du dich bewegst ... ... sie bleibt gleich groß ... ... sie brennt nicht nieder, sondern spendet dir immer gleiches Licht ... ... Hier im Land der Träume brennt deine Kerze nur aus, wenn du dich schnell bewegst ... ... wenn du im Sturm stur nach vorne gehst ... ... Mit Ruhe und Übersicht ... ... mit Interesse und Neugier auf deine Gedanken und auf deine Gefühle brennt sie ewig weiter ... ... und wird mit jedem ruhigen Schritt heller und heller ... ...

... ... Dann überlegst du dir, dass das vielleicht nicht nur im Land der Träume so ist, sondern auch in deinem Alltag ... ... Fantasie und Wirklichkeit liegen viel näher beieinander als du dachtest ... ... Du denkst darüber nach, dass das Land der Träume tief in dir drin ist. Dort war es schon immer. Ich erzähle dir nur davon ... ...

*[Gönne dir noch einen Augenblick der Ruhe und verweile in deinem Gefühl. Lass die Bilder und Gedanken einfach da sein und schenke dir selbst Achtsamkeit und Zuneigung. Lass deine Atmung bewusst werden. Mit dem Wind deines Atems kommst du zurück in deinen Körper. Werde dir deines Körpers bewusst und schenke ihm Achtsamkeit. Nimm Kontakt auf zu der Unterlage, auf der du liegst, und stell dich darauf ein, mit dem Gefühl der Nähe zu dir selbst wach zu werden. Dein Körper wird wieder aktiv und du wirst nun wieder wach. Du öffnest die Augen und bist wach!]*

# Mitten im Film

## Aufarbeitung einer psychotischen Phase mit produktiver Symptomatik (Wahnstörung oder Schizophrenie) und Klinikaufenthalt

*Beachten sie bitte zwei wichtige Aspekte bei dieser Trancereise. Erstens müssen psychiatrische Patienten auch in der Nachsorgephase ärztlich betreut werden und dürfen nicht mit Trancereisen ersatzweise therapiert werden. Die Reise dient der Kräftigung des Selbstvertrauens und ist nicht therapeutisch zu verstehen. Zweitens sind tiefe Trancezustände bei psychotischen Menschen kontraindiziert, da Wahnphänomene eine erhöhte Rezidivwahrscheinlichkeit unter Trance haben. Daher wird kein Einleitungsteil zur tieferen Entspannung vorangestellt und die Reise ist stärker strukturiert. Die Reise dient der Stabilisierung einer symptomfreien oder sehr symptomarmen Phase. Vergewissern sie sich also, dass die Person, die sie anhört, wirklich in einer solchen Phase ist und machen sie keine Aufnahme, um sie dem Klienten mitzugeben. In einer Phase einer aufkommenden Wahnsymptomatik könnte das wiederholte Anhören der Reise Argwohn und Misstrauen sowie überwertige Inhaltsdeutungen provozieren. Beachten sie, dass sie für das Verwenden der Reise die Verantwortung und Sorgfaltspflicht tragen. Das gilt natürlich für alle Texte des Buches!*

Stell dich aufrecht hin, mit beiden Beinen fest auf den Boden und atme tief ein und aus ... ... noch einmal tief ein und aus ... ...

... ... Du hast eine schwere Zeit hinter dir ... ... Alles war so verworren, es war schwierig, Orientierung zu finden ... ... Du weißt, dass es eine Krankheit war, die das mit dir gemacht hat ... ... Heute kannst du die Dinge wieder so sehen wie sie sind, doch während deiner Krankheit war es anders ... ... Du hattest dieses Misstrauen, konntest niemandem mehr trauen ... ... manchmal hast du selbst nicht gewusst, wovor oder vor wem du Angst hattest ... ... Es war einfach als Gefühl da und du konntest nichts daran ändern ... ... Für dich war es so, als wollten dir andere etwas Böses ... ... Heute ist es anders, heute weißt du, dass das Teil der Psychose war ... ... Sie hat dich die Welt um dich herum falsch wahrnehmen lassen ... ... Du weißt wer du bist ... ... und du willst, dass es so bleibt ... ... Manchmal ist es dir peinlich, wenn du daran denkst, wie du reagiert hast, was du gesagt, gedacht oder getan hast ... ...

... ... Konzentriere dich auf deine Füße ... ... Sie stehen fest auf dem Boden, hier in diesem Raum ... ... Gleichzeitig kannst du dir vorstellen, weit weg zu sein ... ... Sicherlich hast du schon einmal Urlaub gemacht ... ... warst an einem schönen Ort ... ... oder du hast dir schon immer gewünscht, einen bestimmten Ort zu besuchen ... ... So kannst du dir in diesem Moment vorstellen, dass du an diesem Ort wärst ... ... weit weg in deinen Gedanken ... ... Gleichzeitig stehst du fest auf dem Boden und weißt, dass du hier bei mir bist ... ... Wir können so etwas einfach ... ... Wir sind hier und stellen uns vor, wir wären irgendwo anders ... ...

... ... In der Psychose konntest du das nicht ... ... Du konntest dir nicht sicher sein, wo du bist oder wer um dich herum ist ... ... Du konntest dir nicht mehr sicher sein, was um dich herum oder mit dir geschieht ... ... Es war anders als jetzt ... ... Doch jetzt kannst du es genau kontrollieren ... ... Du bist hier und weißt, wo du bist ... ... In deinen Gedanken kannst du irgendwo anders sein ... ...

... ... So überlegst du noch einmal, was deine Gedanken waren als du krank warst ... ... Du hattest diese Angst, die Unsicherheit ... ... Du dachtest, du wirst verfolgt ... ... Du machst dir klar, dass du in vollkommener Sicherheit bist und mit beiden Füßen auf dem Boden stehst ... ... Gleichzeitig kannst du über das Gefühl nachdenken, dass du hattest als du dich verfolgt fühltest ... ... Du bist hier und weißt wer du bist ... ... Du weißt, dass du in Sicherheit bist ... ...

... ... Heute kannst du genau unterscheiden zwischen Fantasie und Wirklichkeit ... ... Fantasie ist das Denken an etwas ... ... Wirklichkeit ist, fest auf dem Boden zu stehen ... ... so wie du ... ...

... ... So stellst du dir einmal vor, dass deine Erlebnisse der Angst und Verfolgung wie ein Film waren ... ... ein spannender und manchmal auch gruseliger Kinofilm ... ... es war, als wärst du der Hauptdarsteller gewesen, doch niemand hatte dich gefragt, ob du mitspielen willst ... ... Niemand hatte dir gesagt, dass du in diesem Film bist ... ... So konnten alle anderen zwischen Film und Realität unterscheiden, doch du konntest es nicht ... ...

... ... Du stellst dir vor, dass du in einem Kino stehst, ganz vorne an der Leinwand ... ... Du machst dir klar, dass in jedem Augenblick ein Film losgehen könnte, der dann um dich herum zu sehen sein wird ... ... Dann stehst du wie auf einer großen Bühne zwischen all den Filmfiguren, die so echt aussehen ... ... Doch du stehst hier mit beiden Füßen fest auf dem Boden ... ... Du weißt, wer du bist und du weißt, wo du bist ... ... Du nimmst alles um dich herum wahr und du würdest es bemerken, wenn genau jetzt ein Film starten würde ... ... wenn plötzlich sich alles ändert und du nicht mehr sicher bist, was eigentlich um dich herum geschieht ... ...

... ... Du machst dir klar, dass jeder Mensch dieses Kino um sich herum hat ... ... immer wieder laufen Filme um uns herum, die andere nicht sehen und nicht hören können ... ... denn diese Filme laufen in unseren Gedanken ... ... Manchmal weil wir unserer Fantasie nachgehen ... .., manchmal auch wie von selbst, weil wir etwas hören oder sehen, das Erinnerungen und Ideen in uns weckt ... ... Damals ging es nicht anders ... ... um dich herum startete einfach ein verworrener Film, der dich mitgerissen hat ... ... Du hast es nicht bemerkt, denn es ging zu schnell und alles war so stark ... ... Doch du stehst hier mit beiden Füßen fest auf dem Boden ... ... Du weißt, wer du bist und du weißt, wo du bist ... ...

... ... Du kannst feststellen, ob Fantasie oder Wirklichkeit um dich herum sind ... ... Du kannst es jetzt und du kannst es immer, wenn du dir klar machst, dass deine Füße fest auf dem Boden stehen und nur das echt ist, was leicht zu durchschauen ist ... ... Doch wenn diese Gedanken aufkommen, dass du nicht mehr weißt, was um dich herum gespielt wird, so kannst du dich darauf konzentrieren, dass wieder ein Film um dich herum läuft ... ...

... ... Sehr fantasiebegabte Menschen wie du kommen manchmal ins Treiben und können dann nicht mehr so leicht unterscheiden zwischen Gedanken und Wirklichkeit ... ... Das kann passieren und dir ist es passiert ... ...

... ... Du hast erlebt, dass es einen Ausweg gibt, denn du bist ihn gegangen ... ... Die Ärzte haben dir geholfen ... ... Vielleicht hattest du ihnen zuerst misstraut, dachtest sie wollten dir etwas Böses ... ... weil du sie von dem unwirklichen Film nicht unterscheiden konntest ... ... Doch du weißt, dass sie dir geholfen haben ... ... Und auch du selbst hast dir geholfen ... ... Du arbeitest immer noch daran, all das zu verstehen und möglichst für den Fall gerüstet zu sein, dass der Film wieder startet ... ... Deshalb bist du hier ... ...

... ... Du stehst hier mit beiden Füßen fest auf dem Boden ... ... Du weißt, wer du bist und du weißt, wo du bist ... ...

... ... Atme tief ein uns aus ... ... noch einmal tief ein und aus ... ... Setz dich hin und mach es dir bequem ... ...

*[Diese Trancereise sollte auf jeden Fall in eine Sitzung eingebunden sein, die ein Vorgespräch und ein Nachgespräch beinhaltet. Beachten Sie bitte, dass nur Fachkräfte mit einer Heilkundeerlaubnis oder Approbation mit Psychotikern arbeiten sollten. Wenn sie zu dieser Gruppe gehören, wissen sie, worauf es im Vor- und Nachgespräch ankommt und wann eine solche Reise angebracht ist. ]*

# Kreuzung des Lebens

## Bearbeitung von aufkommenden oder bereits intensiv gewordenen Suizidgedanken

*[Du hast schon mehrmals darüber nachgedacht, dein Leben selbst zu beenden und damit vielleicht deinen Frieden zu finden. Sicherlich gab es eine Zeit, in der du dir dein Leben ganz anders vorgestellt hast, Pläne hattest und große Träume. Dann kam es anders. Und dann bist du an einen Punkt gekommen, an dem du dir nicht mehr sicher warst, ob es sich lohnt, weiter zu gehen. Sicherlich hast du auch dann nach einem Sinn gesucht, nach einem Grund, für den es sich zu leben lohnt. Auch heute sucht ein Teil von dir nach genau diesem Grund. ]*

Atme tief ein und aus und entspanne deine Muskeln ... ... Dein Körper kommt zur Ruhe, so als wolltest du einschlafen, um einen schönen Traum zu träumen ... ... tief in deiner Fantasie ... ... Du stellst dich auf eine innere Reise ein ... ... eine Reise in ein weit entferntes Land, das gleichzeitig ganz nah ist ... ... das Land deiner Träume ... ... Fühle den Rhythmus deiner Atmung und folge ihm ... ... Mit dem Wind deines Atems verlässt du deine Gedanken und gehst in das Land der Träume ... ...

... ... Du stehst auf einem breiten Weg und wie von selbst beginnen deine Beine, zu gehen ... ... Du folgst diesem Weg durch das Land deiner Träume, ohne zu wissen, wohin er dich führen kann ... ... Es ist vollkommen still, denn niemand außer dir befindet sich auf diesem Weg ... ... So hast du die Freiheit, in deiner eigenen Geschwindigkeit zu gehen ... ... dich nur nach dir zu richten ... ... Du musst auf niemanden warten und auch keinem hinterher laufen ... ... So kann dieser Weg zu einem ganz eigenen Weg werden ... ... vor allem zu einem Weg zu dir selbst ... ...

... ... Du schaust dich um und siehst Natur, wohin du auch blickst ... ... Alles sieht unberührt und neu aus, so als sei dieses Land der Träume gerade erst entstanden ... ... Und vielleicht ist es ja genau so. Vielleicht entsteht dieses Land gerade jetzt mit jedem Schritt ... ... Und mit jedem weiteren Schritt auf deinem Weg entdeckst du etwas Neues, das gerade erst entsteht ... ... tief in deinen Gedanken ... ... tief in deinem Gefühl ... ... denn genau dort liegt dieses Land, das in einer Sekunde unendlich groß werden kann ... ...

... ... Doch im Land der Träume ist noch viel mehr möglich ... ... Du kannst zum Beispiel festlegen, wie das Wetter sein soll ... ... vielleicht ein schöner Sonnentag, der so richtig schön warm ist ... ... oder du magst es lieber kühl und windig ... ... dann kann es in einer Sekunde schon so sein, einfach so ... ... weil du es so willst ... ... weil du es so festlegst ... ... Entscheide also selbst, wie das Wetter sein soll und beobachte, dass es genau so geschieht im Land deiner Träume ... ... Vielleicht weißt du ja, dass Fantasie und Wirklichkeit sehr nahe beieinander liegen ... ... denn nur das, was du einmal gedacht hast oder in deiner Fantasie als Bild entworfen hast, wird Wahrheit ... ...

... ... Du näherst dich einer Kreuzung, an der unzählige Wege zusammenlaufen ... ... von allen Seiten treffen sich hier verschiedene Wege ... ... schmale und holprige ... ... breite und bequeme ... ... geradeaus laufende und kurvige ... ... nach oben oder nach unten führende ... ... und auch vollkommen ebene ... ... und überall stehen Schilder, die zeigen, wo jede dieser Straßen hinführt ... ... zu jeder einzelnen Straße, zu jedem Weg gibt es ein Schild, geformt wie ein Pfeil ... ... und auf jedem steht das Ziel des Weges ... ...

... ... Du kommst an der Kreuzung an ... ... Sie ist riesig, denn es treffen sich hier unendlich viele Wege ... ... Dann schaust du tief in das Land der Träume hinein und siehst, dass das ganze Land von diesen Wegen durchzogen ist ... ... Doch welchen Weg solltest du nehmen ... ... Welcher ist wohl der richtige ... ... Genau das hast du dich vielleicht schon sehr häufig in deinem Leben gefragt ... ... manchmal eine schnelle und gute Antwort gefunden ... ... manchmal auch einfach deinem Gefühl vertraut ... ... Mal war es ein guter Weg ... ... mal war es ein schwieriger oder mühsamer ... ... oder auch ein sehr schmerzhafter Weg, sodass du dachtest, es war ein falscher Weg ... ... oder einer, den du dir lieber erspart hättest ... ... Doch heute kannst du den richtigen Weg finden ... ... den Weg, der dich an ein besonderes Ziel führt ... ...

... ... Du schaust dir die Schilder an und alle sehen gleich aus bis auf eines ... ... Alle Schilder sind hell, nur eines ist dunkel mit schwarzer Schrift ... ... Du kannst es direkt erkennen, denn es unterscheidet sich so deutlich von den anderen ... ... Du gehst ganz nah heran, um dieses andersartige Schild zu erkennen ... ... Es trägt die Aufschrift „Tod" ... ... Du weißt, dass das einer der möglichen Wege ist ... ... und genau über diesen hast du in der letzten Zeit häufig nachgedacht ... ... Du weißt, dass du ihn gehen kannst und niemand könnte dich daran hindern ... ... Doch manchmal ist es auch so, dass Menschen, die wie du darüber nachdenken, darauf warten, dass doch jemand da ist, der sie daran hindert ... ... jemand, der eine Möglichkeit anbietet, weiter zu leben und wieder fröhlicher zu werden ... ... jemand, der sagt „Ich bin für dich da" ... ... jemand, dem du vertrauen kannst ... ... jemand, der dich ertragen kann und so annimmt wie du bist ... ... eben jemand, der einfach sagt „Ich bin für dich da" ... ... Vielleicht suchst auch du so eine Person oder du hast sie bereits gefunden und lässt dich auf genau diesen Gedanken ein ... ...

... ... Um sicher zu gehen, dass es überhaupt Alternativen zum Tod gibt, schaust du nun zu den übrigen Schildern, die alle gleich aussehen ... ... Du erkennst, dass sie alle die gleiche Aufschrift tragen ... ... Auf jedem Schild dieser Kreuzung steht „Weg zu dir selbst" ... ... denn alle Wege deines Lebens, die du bewusst und mit Vertrauen gehst, können zu dir selbst führen ... ... sicherlich nicht immer leicht ... ... nicht immer einfach oder bequem ... ... doch immer zu dir selbst ... ...

... ... Spontan entscheidest du dich für einen der Wege, die zu dir selbst führen und gehst auf diesem weiter ... ... Du spürst tief in dir selbst, dass es der richtige Weg ist ... ... ein Weg ins Leben und damit zu dir selbst ... ...

... ... Du gehst um die nächste Kurve und dahinter warten ganz viele Helfer auf dich ... ... Menschen, die du kennst, stehen am Wegesrand, und vielleicht bist du überrascht sie hier als Helfer zu sehen ... ... Andere hast du noch nie zuvor gesehen ... ... doch sie sind als Helfer da, und du denkst darüber nach ,dass noch viele Menschen, die du heute noch nicht kennst, deine Wegbegleiter werden können, dir helfen und dich ein Stück deines Weges begleiten werden ... ... So läufst du immer schneller und schneller ... ... so schnell du

kannst läufst du quer durch das Land deiner Träume, der Sonne entgegen ... ... Du fühlst dich wohler mit jedem Schritt und dein inneres Vertrauen in dich und deine Helfer wird größer ... ...
... ... Du denkst darüber nach, dass das Land der Träume tief in dir drin ist. Dort war es schon immer. Ich erzähle dir nur davon ... ...

*[Gönne dir noch einen Augenblick der Ruhe und verweile in deinem Gefühl. Lass die Bilder und Gedanken einfach da sein und schenke dir selbst Achtsamkeit und Zuneigung. Lass deine Atmung bewusst werden. Mit dem Wind deines Atems kommst du zurück in deinen Körper. Werde dir deines Körpers bewusst und schenke ihm Achtsamkeit. Nimm Kontakt auf zu der Unterlage, auf der du liegst, und stell dich darauf ein, mit dem Gefühl der Nähe zu dir selbst wach zu werden. Dein Körper wird wieder aktiv und du wirst nun wieder wach. Du öffnest die Augen und bist wach!]*

# Die Stimme in dir

## Rückorientierung ins Leben nach überlebtem Suizidversuch

*[Du weißt wie das ist, den Sinn zu verlieren, keinen Ansatzpunkt an das Leben mehr zu finden. Vor einiger Zeit warst du in der Situation, den Tod zu wählen, weil du Ruhe und Frieden suchtest. Und vielleicht ist es das, wonach du dich immer noch sehnst: Ruhe und Frieden. Du hast überlebt, doch das bedeutet nur, dass du noch hier bist. Ein Teil von dir aber will mehr. Ein Teil von dir, der vielleicht größer ist als du dachtest. Dieser Teil von dir will immer noch das Leben finden. Ich gehe also gemeinsam mit dir diesen Weg, wohin er auch führen mag.]*

Atme tief ein und aus und entspanne deine Muskeln ... ... Dein Körper kommt zur Ruhe, so als wolltest du einschlafen, um einen schönen Traum zu träumen ... ... tief in deiner Fantasie ... ... Du stellst dich auf eine innere Reise ein ... ... eine Reise in ein weit entferntes Land, das gleichzeitig ganz nah ist ... ... das Land deiner Träume ... ... Fühle den Rhythmus deiner Atmung und folge ihm ... ... Mit dem Wind deines Atems verlässt du deine Gedanken und gehst in das Land der Träume ... ...

... ... Du sitzt auf einer bequemen Bank und dein Blick schweift in die Ferne ... ... Du kannst das Land deiner Träume überblicken und siehst, wie riesig es ist ... ... Berge und Täler, Flüsse und Seen, Wiesen und Wälder ... ... und tiefe Ruhe und Stille ... ... Vielleicht hast du dir den Tod genauso vorgestellt oder so ähnlich ... ... von Ruhe umgeben, ganz alleine und friedlich ... ... So ist es auch hier im Land deiner Träume - ein Ort, an dem du all das finden kannst, was du suchst ... ... Du denkst darüber nach, dass in der vergangenen Zeit vieles von dem, was du mitteilen wolltest, nicht verstanden wurde ... ... vieles, was du erleben wolltest, nicht mehr möglich war ... ... manches, was du gerne geändert hättest, nicht mehr beeinflussbar war ... ... So hattest du entschieden, aus dem Leben zu gehen ... ... Doch du bist noch hier ... ... und möglicherweise haben dich Menschen gefragt, warum du das getan hast ... ... aus welchem Grund du nicht mehr leben wolltest ... ...

Vielleicht würden auch viele meine Worte nicht verstehen, wenn ich dir sage, dass ich weiß, du dafür keinen Grund brauchtest ... ... Du hättest einen gebraucht, um es *nicht* zu tun ... ... Du hättest einen Grund gebraucht, um dich für das Leben zu entscheiden ... ... Auch jetzt brauchst du diesen Grund, wie wir alle ... ... Du bist im Land der Träume, um diesen Grund, der das Leben lebenswert macht, zu finden ... ... auch, wenn du dir das jetzt vielleicht noch nicht gut vorstellen kannst ... ...

Du stehst also auf und wanderst durch das Land deiner Träume ... ... Du folgst einem breiten Weg, der mitten durch diese schöne Landschaft führt, vorbei an alten und knorrigen Bäumen ... ... bergauf und bergab ... ... bis du zu einem Stausee kommst ... ... Auf der gegenüberliegenden Seite türmt sich ein hoher Berg auf ... ... Du schaust auf den See ... ... Das Wasser ist glasklar und so kannst du bis auf den Boden blicken ... ... jeden Stein, der am Boden des Sees liegt, erkennen ... ... Du findest einen schönen Platz zum Ausruhen ... ... Du setzt dich hin und von deinem bequemen und ruhigen Platz aus, schaust du auf den See ... ... Die Sonne spiegelt sich silbern darin und die ganze Oberfläche fängt an zu funkeln ... ... Du genießt die Ruhe ... ...

... ... Dann steigen langsam Bilder vom Boden des Sees nach oben ... ... Bilder der Vergangenheit, die langsam nach oben treiben ... ... Zuerst steigt ein Bild von etwas auf, für das es sich einst gelohnt hat zu leben ... ... vielleicht ein Erfolg aus vergangener Zeit ... ... vielleicht eine Leidenschaft oder eine besondere Tätigkeit ... ... eine Zielsetzung oder Überzeugung ... ... Du erkennst das Bild ... ... Du siehst hier noch einmal, wofür es sich einst gelohnt hat zu leben ... ... Du hattest dieses Gefühl schon verloren, doch jetzt kannst du noch einmal spüren, wie es sich anfühlt, wenn es sich lohnt zu leben ... ... Du betrachtest das Bild in Ruhe und wartest bis es sich an der Oberfläche des Sees auflöst ... ...

Dann steigen weitere Bilder auf ... ... Bilder von Personen, denen du gerne etwas sagen würdest ... ... Du lässt ihre Bilder einfach aufsteigen und bleibst ganz gelassen ... ... Und das, was du sagen willst rufst du den Bildern entgegen ... ... Du schreist es aus dir heraus, so laut du kannst ... ... Du sprichst es jetzt aus ... ... Dann wartest du bis die Bilder sich auflösen ... ...

... ... Du hörst deine eigene Stimme vom gegenüberliegenden Ufer her wie ein Echo ... ... doch die Stimme wiederholt nicht das, was du gerufen hast ... ... Es ist deine eigene Stimme, die dir zuruft ... ... „Fang wieder an zu leben!" ... ...

Dann kommt ein besonderes Bild aus der Tiefe nach oben ... ... eines, das du nicht direkt erkennen kannst ... ... Es zeigt dir, wofür es sich auch jetzt noch lohnen kann zu leben ... ... Das Bild kommt näher und näher und wird immer deutlicher ... ... Vielleicht siehst du es schon, kannst es schon erkennen ... ... Möglicherweise auch bleibt es wie ein Nebel, doch du spürst, es ist hier ... ... Es gibt dieses Bild, was auch immer es zeigt ... ... Und immer noch hörst du deine Stimme wie ein Echo ... ... „Fang wieder an zu leben!" ... ...

... ... Du tauchst deine Hände in das kühle Wasser des Sees ... ... Du lässt all das, wofür es sich zu leben lohnt durch deine Hände in deinen Körper fließen ... ... Du spürst, wie diese Kraft tief in dich hinein fließt ... ...

... ... Dann stehst du auf und läufst über den See ... ... Du läufst so schnell los, dass du erst jetzt bemerkst, dass du hier im Land deiner Träume über das Wasser laufen kannst ... ... Du läufst zu der gegenüberliegenden Seite und kletterst den Berg hinauf ... ... immer höher und höher ... ... bis du oben auf dem Gipfel ankommst ... ... Ganz oben angekommen stehst du weit über allem, was dich jemals kränken und verletzen konnte, weit über allem, was schwierig war und hoffnungslos ... ... Du kannst das gesamte Land überblicken und all das, was du schon immer sagen wolltest, rufst du von hier aus weit in die Ferne ... ... Du schreist es über das Land, sodass jeder dich hören kann ... ... Das Land gehört dir ...

... ... Du machst es dir gemütlich hoch oben am Gipfel und denkst darüber nach, dass es nicht nur deine Entscheidung war, den Versuch zu unternehmen, dein Leben zu beenden, es war auch deine innere Entscheidung, zu überleben ... ... Irgendwo tief in dir drin wusstest du bis zuletzt und hast sogar darauf gehofft, dass dich noch jemand finden würde ... ... dass dich jemand da raus holen würde und dir zuhört ... ...

dich ernst nimmt ... ... dich sieht ... ... und dich ertragen kann ... ... jemand, der dir sagt: „Ich bin für dich da" ... ... jemand, der dir sagt: „Ich gehe deinen Weg mit dir" ... ... jemand der dir sagt: „Fang wieder an zu leben!" ... ... Heute bist du selbst hier, um es dir zu sagen ... ... deine eigene Stimme ruft es dir zu ... ... Du selbst gibst deinem Leben diesen Sinn, den du suchst ... ... Du selbst hörst dir nun zu, so wie du es von anderen gebraucht hättest ... ... Deine eigene innere Stimme flüstert dir zu, was du brauchst ... ... Du nimmst dir vor, jeden Tag auf sie zu hören ... ... Dann stehst du auf und krempelst die Ärmel hoch ... ... Du hast überlebt und wenn du willst, fängst du nun wieder an zu leben ... ...

*[Gönne dir noch einen Augenblick der Ruhe und verweile in deinem Gefühl. Lass die Bilder und Gedanken einfach da sein und schenke dir selbst Achtsamkeit und Zuneigung. Lass deine Atmung bewusst werden. Mit dem Wind deines Atems kommst du zurück in deinen Körper. Werde dir deines Körpers bewusst und schenke ihm Achtsamkeit. Nimm Kontakt auf zu der Unterlage, auf der du liegst, und stell dich darauf ein, mit dem Gefühl der Nähe zu dir selbst wach zu werden. Dein Körper wird wieder aktiv und du wirst nun wieder wach. Du öffnest die Augen und bist wach!]*

# Schlusswort

Nachdem Sie die Trancegeschichten gelesen haben, sind sicherlich schon Ideen entstanden, zu welchem Anlass und in welcher Form Sie die eine oder andere Geschichte einmal vorlesen können. Das geht mit allen Geschichten auch ohne speziellen Anlass, einfach so zur Entspannung. Die angesprochenen Themen spielen bei allen Menschen eine Rolle und können keinesfalls Schaden anrichten. Wenn Sie nun überlegen, eigene Geschichten zu schreiben oder auch frei zu formulieren, dann möchte ich Sie ausdrücklich dazu ermuntern. Es steht keine Geheimwissenschaft dahinter und falsch machen können Sie kaum etwas. Wenn Sie verständnisvoll und liebevoll formulieren, gelingt Ihnen auch das Schreiben einer guten Trancegeschichte. Sie werden sehen, wie leicht das ist und wie wirksam und vor allem hilfreich Ihre eigenen Geschichten sein werden.

## Buchreihe: Zehn Hypnosen

Simon, I. M.: Zehn Hypnosen. Band 1: Raucherentwöhnung
Norderstedt: Books on Demand 2009. ISBN: 9783839118382

Simon, I. M.: Zehn Hypnosen. Band 2: Angst und Unruhezustände
Norderstedt: Books on Demand 2009. ISBN: 9783839106594

Simon, I. M.: Zehn Hypnosen. Band 3: Burn Out
St. Wendel: Verlag Ingo Simon 2012. ISBN: 9783943323085

Simon, I. M.: Zehn Hypnosen. Band 4: Übergewicht reduzieren
St. Wendel: Verlag Ingo Simon 2012. ISBN: 9783943323092

Simon, I. M.: Zehn Hypnosen. Band 5: Vergangenheitsbewältigung
St. Wendel: Verlag Ingo Simon 2012. ISBN: 9783943323108

## Buchreihe: Hypnose und Trancetherapie

Simon, I. M.: Hypnosepraxis. Ein Leitfaden der Trancearbeit;
Norderstedt: Books on Demand 2009. ISBN: 9783837076295

Simon, I. M.: Reframing in Trance. Perspektiven mit Hypnose
ändern. Norderstedt: Books on Demand 2009. ISBN: 9783837076394

Simon, I. M.: Rückführungen. Leitfaden der Reinkarnationstherapie
Norderstedt: Books on Demand 2009. ISBN: 9783837076424

## Weitere Hypnosebücher

Simon, I. M.: Hypnose kreativ gestalten. Anleitungen für die Praxis.
Norderstedt: Books on Demand 2012. ISBN: 9783844803082

Simon, I. M.: Der Hypnosebaukasten. Textbausteine und
Anleitungen. Norderstedt: Books on Demand 2010.
ISBN: 9783839181096

Simon, I. M.: Grundkurs Hypnose. Norderstedt: Books on Demand
2009. ISBN: 9783839101704

Simon, I. M.: Suggestionen richtig formulieren. 10 Minimax-Techniken für Hypnotiseure. Norderstedt: Books on Demand 2009. ISBN 9783837095197

# Trancegeschichten

Simon, I. M.: Fang wieder an zu leben. Trancegeschichten der Traumlandtherapie St. Wendel: Verlag Ingo Simon 2012. ISBN: 9783943323054

Simon, I. M.: Wellen am Horizont. Trancegeschichten. Norderstedt: Books on Demand 2009. ISBN: 9783839113943

Simon, I. M.: Heilsame Fantasien. Trancegeschichten Norderstedt: Books on Demand 2010. ISBN: 9783839108994

# Heilpraktikerbücher

Simon, I. M.: Heilpraktiker für Psychotherapie. Prüfungswissen. Norderstedt: Books on Demand 2007. ISBN: 9783833498671

Simon, I. M.: Heilpraktiker für Psychotherapie. Die mündliche Prüfung. Norderstedt: Books on Demand 2008. ISBN: 9783833498688

Simon, I. M.: Heilpraktiker für Psychotherapie. Die schriftliche Prüfung. Mit kommentierten Amtsarztfragen. Norderstedt: Books on Demand 2007. ISBN: 9783837003475

Simon, I. M.: Heilpraktiker für Psychotherapie. 20 Fallbeispiele. Norderstedt: Books on Demand 2008. ISBN: 9783837010900

Simon, I. M.: Endlich Heilpraktiker. Die häufigsten Irrtümer in der Psychotherapieprüfung. Norderstedt: Books on Demand 2010. ISBN: 9783837003291

Simon, I. M.: Übungsaufgaben Psychotherapie. Zur Vorbereitung auf den kleinen Heilpraktiker. Norderstedt: Books on Demand 2007. ISBN: 9783837006834

Simon, I. M.: Crashtest Psychotherapie. Zur Vorbereitung auf den kleinen Heilpraktiker. Norderstedt: Books on Demand 2007. ISBN: 9783837007091

Simon, I. M.: Spezialtest Psychotherapie. Für kleine und große Heilpraktiker. Norderstedt: Books on Demand 2008. ISBN: 9783837058383

Simon, I. M.: Heilpraktikerprüfung Psychotherapie. 200 kommentierte Aufgaben. Norderstedt: Books on Demand 2008. ISBN: 9783837060171

Simon, I. M.: Diagnosetraining Psychotherapie. Ein Arbeits- und Nachschlagebuch. Norderstedt: Books on Demand 2008. ISBN: 9783837042818

Simon, I. M.: Psychotherapie. Der Fragenkatalog. Fachwissen Heilkunde. Norderstedt: Books on Demand 2009. ISBN: 9783837053968